身体里跑出来的小怪物

无形物质 36

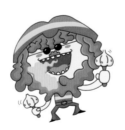

[日] 藤田纮一郎　著

[日] 浅野悦子　绘　贾秋旻　译

中信出版集团 | 北京

图书在版编目（CIP）数据

身体里跑出来的小怪物：无形物质 /（日）藤田纮
一郎著；（日）浅野悦子绘；贾秋旻译 .-- 北京：中
信出版社，2021.6（2021.7 重印）
ISBN 978-7-5217-3058-6

Ⅰ . ①身… Ⅱ . ①藤… ②浅… ③贾… Ⅲ . ①人体 -
儿童读物 Ⅳ . ① R32-49

中国版本图书馆 CIP 数据核字 (2021) 第 068264 号

Original Japanese title: KARADA KARA DERU 'KATACHI NO NAI' MONO
"CHARACTER ZUKAN"
© Koichiro Fujita2020
Illustrations © Togetoge 2020
Original Japanese edition published by Seibundo Shinkosha Publishing Co., Ltd.
Simplified Chinese translation rights arranged with Seibundo Shinkosha
Publishing Co., Ltd.
Through The English Agency (Japan) Ltd. and Qiantaiyang Cultural
Development (Beijing) Co., Ltd.
Simplified Chinese translation copyright © 2021 by CITIC Press Corporation
ALL RIGHTS RESERVED

本书仅限中国大陆地区发行销售

出品　中信儿童书店
图书策划　神奇时光
总策划　韩慧琴
策划编辑　李苑苑　谷红岩
责任编辑　李苑苑
营销编辑　刘颖　李梦淙
装帧设计　王美丽

身体里跑出来的小怪物：无形物质

著　　者：[日]藤田纮一郎
绘　　者：[日]浅野悦子
译　　者：贾秋旻
出版发行：中信出版集团股份有限公司
　　　　　（北京市朝阳区惠新东街甲 4 号富盛大厦 2 座　邮编　100029）
承　印　者：北京联兴盛业印刷股份有限公司

开　　本：787mm×1092mm　1/20　　　印　张：5
字　　数：100千字
版　　次：2021年6月第1版
印　　次：2021年7月第2次印刷
京权图字：01-2021-1616
书　　号：ISBN 978-7-5217-3058-6
定　　价：49.80元

版权所有·侵权必究
如有印刷、装订问题，本公司负责调换。
服务热线：400-600-8099
投稿邮箱：author@citicpub.com

出版发行　中信出版集团股份有限公司
服务热线：400-600-8099　网上订购：zxcbs.tmall.com
官方微博：weibo.com/citicpub
官方微信：中信出版集团
官方网站：www.press.citic

前　言

　　大家有在吃午饭前的课堂上，肚子咕咕叫的经历吗？有因为朋友的口臭，而不由自主地捂住鼻子的经历吗？说起臭臭的东西，可不能忘了屁。在电梯里，如果有人放屁了，那气味可不一般。

　　声音和气味，是我们肉眼看不见的，而且是没有形状的。像这样从我们身体里产生的没有形状的东西还有很多。

　　比如，在紧急情况时我们会急中生力，这也可以说是看不见的身体反应。

　　我们说话、肚子咕咕叫、咳嗽和打嗝等发出的声音，腋臭、口臭和老人味等气味，急中生力、心脏怦怦跳之类的生理反应……诸如此类，都是从我们身体里产生的无形物质。

　　身体产生的无形物质，有些大家容易认为它们脏、没用处。当然，不会有人觉得老人味、屁和腋臭是干净的。

　　但是，大多数从身体里产生的无形物质，都是不可避免的，而且还是生活中经常接触到的。

例如，让人觉得粗俗的饱嗝，能将胃里的气体排出体外，防止胃破裂。

在这本书里，我们把身体产生的无形物质，比作独特的怪物介绍给大家。希望大家能找到自己喜欢的"怪物"，然后愉快地了解"为什么会有老人味""为什么我们会打喷嚏"等知识。

屁、喷嚏、嗝……身体里产生的无形物质，都是伟大的存在。让我们一边了解这些独特的"怪物们"，一边了解我们身体的奇妙之处吧。

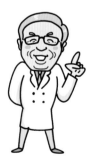

本书的阅读方法

本书把从身体里产生的无形物质绘制成了一个个形象独特的小怪物，展示给读者。大家可以一边快乐地阅读，一边学习关于我们身体的知识，书中配有很多有趣的插画，便于读者记忆。小朋友们一定要和爸爸妈妈或好朋友一起读哟！

好玩的名字
本书给每个从身体里跑出来的小怪物都取了惹人喜爱的名字，大家想一想，为什么会取这样的名字呢？

独特的角色形象
本书抓住了这些从身体里跑出来的小怪物各自的特点，为它们画出了非常独特的形象。快来找出你最喜欢的那一个吧！

出现部位
我们的身体有各种各样的"出入口"。这些小怪物是从哪里出来的呢？观察插画你就知道啦。

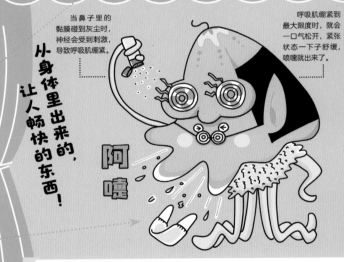

喷嚏爷爷

当鼻子里的黏膜碰到灰尘时，神经会受到刺激，导致呼吸肌绷紧。

呼吸肌绷紧到最大限度时，就会一口气松开，紧张状态一下子舒缓，喷嚏就出来了。

从身体里出来的，让人畅快的东西！

阿嚏

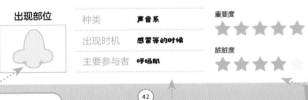

出现部位	种类	声音系	重要度
	出现时机	感冒等的时候	★★★★★
	主要参与者	呼吸肌	脏脏度 ★★★★☆

42

基本信息
每一个小怪物是什么种类？它何时才会出现？它都包含哪些成分？形成原因又是什么？这个专栏给大家进行了汇总。

为什么会 出 现 ?

　　"阿阿阿嚏！"刚觉得鼻子痒痒的，下一刻就打出了一个大喷嚏。打喷嚏是为了驱赶进入鼻腔的异物。

　　鼻子内大部分都覆盖着黏膜，当鼻黏膜碰到灰尘等异物时，会受到刺激，导致呼吸肌绷紧。当呼吸肌绷到极致时，就会一口气松开，肺里的空气就被一股脑地喷了出来。

喷 嚏 里都有什么?

　　打喷嚏时飞出的飞沫时速能达到160~320千米，可以匹敌新干线的时速了。打喷嚏时喷出来的飞沫主要是液滴。液滴里含有有害物质，甚至还有让人得感冒和流感的病毒。

　　据说，打喷嚏时，飞沫能飞出近8米

远。如果接触到含有病毒的喷嚏飞沫，就有可能被传染到感冒。

　　所以打喷嚏的时候，用手捂住鼻子和嘴是非常重要的。然后，记得要马上洗手哟！

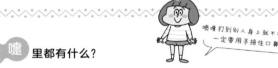

喷嚏打到别人身上就不得了了！一定要用手捂住口鼻哟！

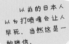

以前的日本人以为打喷嚏会让人早死，当然这是一种迷信。

再多讲一点！

阿嚏

把纸巾捻成一根细条，伸进鼻子里，鼻黏膜就会受到刺激，打出喷嚏。

为什么闻到胡椒粉也会打喷嚏?

　　鼻黏膜非常敏感，只要受到刺激，就会让人想打喷嚏。花粉过敏的人经常喷嚏打个不停，就是因为花粉在刺激鼻黏膜。胡椒粉容易让我们打喷嚏也是一样的道理。

43

为什么会出现?

　　我们的身体为什么会产生这些物质呢？这都是有原因的，有的原因或许会让我们感到很惊讶。这个部分会对这些物质产生的原因进行详细的讲解哟。

更多知识

　　这个部分进一步对这个怪物进行解说，针对不同的怪物，解释的内容也会随之改变。

再多讲一点!

　　翻翻看，这个小专栏会给大家讲解更深层次的知识。

配有大量插画

　　本书不光有文字，还配有很多插画。这些插画能帮助我们加深对文字的理解。请注意插画里的医生和小朋友说的话哟！

重要度、脏脏度

　　我们用星星的数量来表示这些小怪物对身体的重要性和脏污程度。

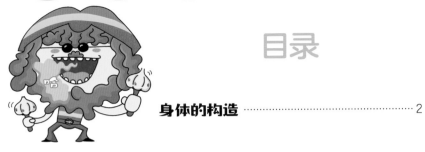

目录

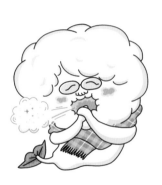

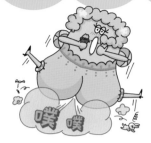

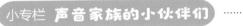
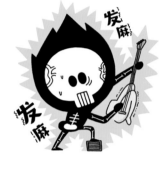

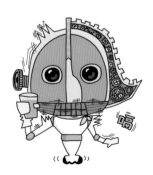

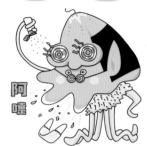

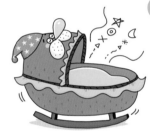

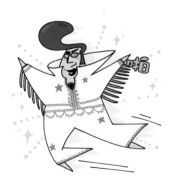

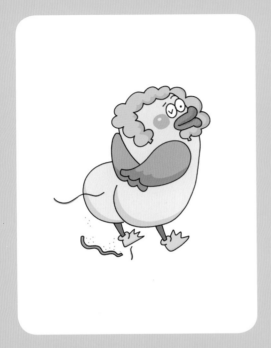
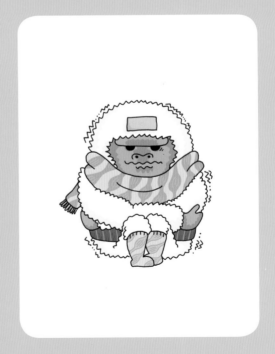

身体的构造

想要了解身体构造，首先要知道身体各个器官的功能。
咱们从这部分内容讲起吧。

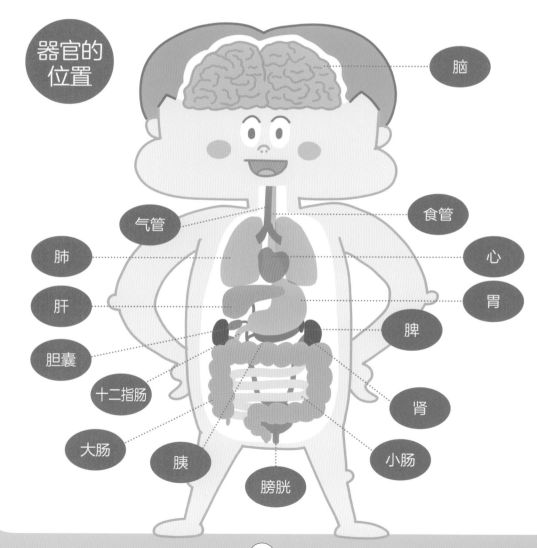

器官的位置

脑

气管

食管

肺

心

肝

胃

脾

胆囊

十二指肠

肾

大肠

胰

小肠

膀胱

脑：神经系统	控制人的全身，包括思考、运动、呼吸等。脑会给身体的各个部分发出指令。
食管：消化系统	成人的食管长约 25 厘米，粗约 2 厘米，是连接咽和胃的肌性管道。食物从食管进入胃里。
气管：呼吸系统	连接喉和支气管之间的管道。负责把吸入的空气送到肺。
肺：呼吸系统	负责体内外气体交换，让氧气留在身体里，把身体不需要的二氧化碳排出体外。
心：循环系统	像泵一样，把维持生命必需的血液送往全身。
肝：消化系统	合成并储存身体需要的多种营养物质，还有分解有害物质的功能。
胃：消化系统	储存和消化食物，将完成初步消化的食物送往十二指肠。
脾：免疫系统	过滤血液、清除衰老的红细胞，产生抵御疾病的淋巴细胞。
胆囊：消化系统	负责贮存和浓缩肝分泌的胆汁，与胰一样均和十二指肠相连。
肾：泌尿系统	滤过血液，产生尿液。
十二指肠：消化系统	小肠的起始部分，把从胃输送过来的食物和胰液、胆汁等混合，再送往回肠。
胰：消化系统	分泌用于消化食物的胰液，并送往十二指肠。
小肠：消化系统	进一步分解已经在胃消化过的食物，吸收营养成分。
大肠：消化系统	吸收水分和矿物质，形成大便。
膀胱：泌尿系统	储存肾产生的尿液。

腋臭大王

从腋下跑出来的妖怪！释放出呛鼻的气味，

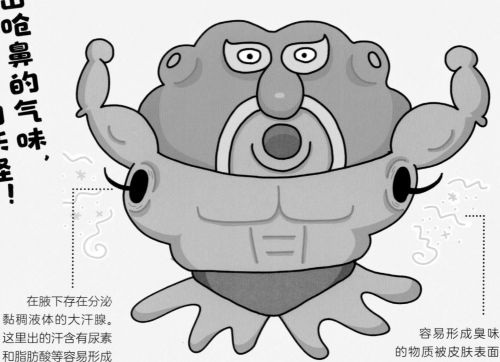

在腋下存在分泌黏稠液体的大汗腺。这里出的汗含有尿素和脂肪酸等容易形成臭味的物质。

容易形成臭味的物质被皮肤表面的细菌分解，就产生了臭气。

出现部位		
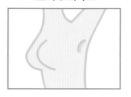	种类	气味系
	出现时机	出汗的时候
	主要参与者	大汗腺、细菌

重要度
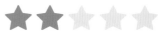

脏脏度

为什么会 出现 ？

皮肤里有着叫作汗腺的部位，汗水就是从这些部位分泌出来的。

汗腺有两种，一种叫小汗腺。小汗腺分布在身体几乎所有地方，从小汗腺产生的汗水是为了调节体温，不会黏黏的，也没什么难闻的味道。另一种叫作大汗腺。它附着在毛囊上，分布在腋窝等局部位置，它会产生黏黏的汗水。这种汗水里含有尿素和脂肪酸等容易形成臭味的物质。这些物质被皮肤表面的细菌分解，就产生了臭气（比如氨）。

大汗腺的数量因人而异。大汗腺多的人就会产生更多氨之类的物质。这些物质有刺鼻的气味。这就是腋臭。

● 腋臭的产生

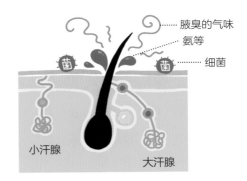

腋臭的气味
氨等
细菌

小汗腺　　　　　大汗腺

什么样的 气味 呢？

腋臭味经常被比喻成"用过的抹布味""硫黄的味道""醋那样冲鼻的气味"。光是想想就感觉很难闻呢。

要想摆脱腋臭，适度的运动非常重要。还有空调的温度不要开太低，维持健康的生活习惯。

尽量少用止汗喷雾。汗水有着防止体温升高的重要作用。用了止汗喷雾，体温就会升高。

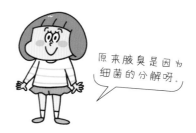

原来腋臭是因为细菌的分解呀。

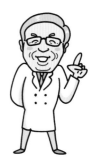

不要太过于在意腋下的气味，稍微有一点儿气味也没关系的。

口臭怪人

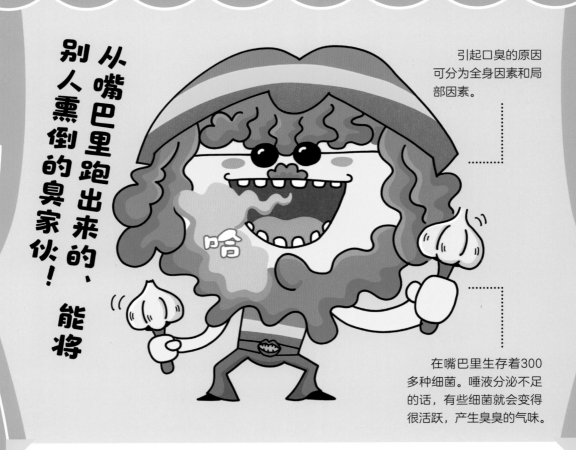

从嘴巴里跑出来的、别人熏倒的臭家伙！能将

引起口臭的原因可分为全身因素和局部因素。

在嘴巴里生存着300多种细菌。唾液分泌不足的话，有些细菌就会变得很活跃，产生臭臭的气味。

出现部位	种类	气味系	重要度
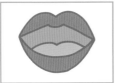	出现时机	起床后等	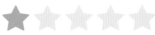
	主要成分	细菌制造的废气	脏脏度 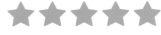

为什么会 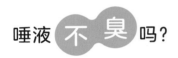 ？

引起口臭的原因可分成局部因素和全身因素两种。全身因素是由肠胃疾病等引起的，即使刷牙也没办法消除臭味。大多数局部因素是通过刷牙就能消除臭味。

刚起床的时候，或者唾液分泌不足的时候会出现口臭。在嘴巴里生存着300多种细菌。唾液会清洁口腔，杀死无益细菌。但是一旦唾液分泌不足，有些细菌就会变得很活跃，分解食物残渣释放出废气。这种废气正是从嘴里出来的臭气的真身。

唾液 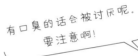 吗？

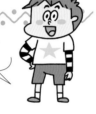

有口臭的话会被讨厌呢。要注意啊！

唾液能抑制引起口臭的细菌。虽然在唾液里也存在着一些引起口臭的成分，但是抑制口臭的成分要更多。构成唾液的成分，99%是水，它是冲淡气味的根本。唾液里还有免疫球蛋白和溶菌酶等，也能杀菌。

为了防止口臭，增加唾液至关重要。最简单的办法就是吃点酸梅，口水流不停！

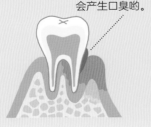

再多讲一点！

牙垢堆积的话，会产生口臭哟。

如果口臭闻上去像臭鸡蛋的味道，可能是胃或肠出问题了，需要马上去医院检查。

有了口臭该怎么办？

局部因素引起的口臭要保持口腔的卫生。大多数由全身因素引起的口臭都是由消化道或呼吸道疾病导致的。如果在排除局部因素后仍有口臭症状，应去医院做相关检查和治疗。

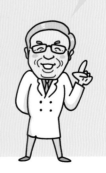

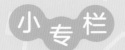

口臭家族的小伙伴们

口臭会令周围的人感到不愉快。

让我们一起来看看口臭家族的小伙伴们吧。

起床时的口臭

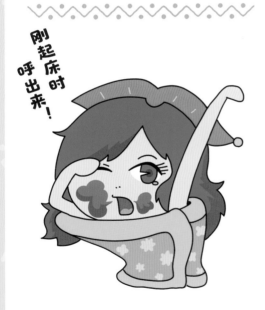

刚起床时呼出来！

睡觉的时候，唾液分泌不足，嘴巴里的一些细菌变得活跃，分解食物残渣，产生臭气。

蛀牙引起的口臭

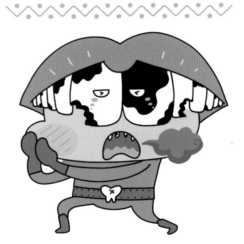

牙齿的污垢堆积起来，闻上去相当臭！

不刷牙的话，会长蛀牙。

蛀牙不仅会引起牙痛，也会让口臭变严重。

大蒜引起的口臭

吃有异味的东西后,
口臭也会变重哟!

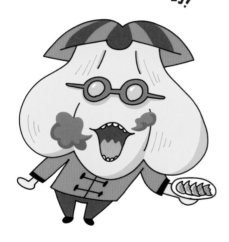

吃了大蒜之类有异味的食物后,
嘴巴里会有臭臭的味道哟。

舌头引起的口臭

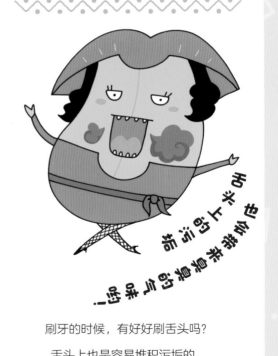

舌头上的污垢
也会散发出臭臭的气味!

刷牙的时候,有好好刷舌头吗?
舌头上也是容易堆积污垢的,
这也会让嘴巴变臭哟。

白气暖男

天冷的时候，呼一口气，就会有白气四散开来！

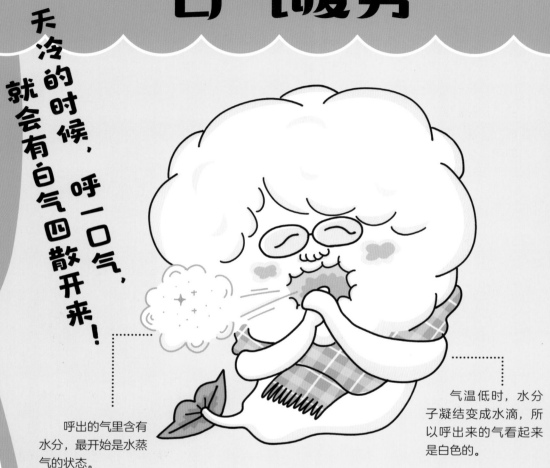

呼出的气里含有水分，最开始是水蒸气的状态。

气温低时，水分子凝结变成水滴，所以呼出来的气看起来是白色的。

出现部位				
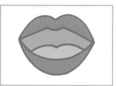	种类	呼吸系	重要度	☆☆☆☆
	出现时机	冷的时候	脏脏度	★★☆☆
	主要成分	水		

为什么会 出 现 ?

我们在呼吸的时候，会获得空气中的氧气，然后排出二氧化碳。在这时候，呼出的气里也包含着水分。

我们所见的水通常是液态的。但水遇冷变成冰，加热就会变成水蒸气。

呼出来的气里包含的水分是挥发出来的水蒸气，因为之前待在身体里，所以温度和体温一样是36摄氏度左右。

在水蒸气状态下水是一个个非常小的分子飘散在空气里，这些分子遇冷就会汇聚到空气中细微的灰尘周围形成小水滴，水蒸气看起来就像白色的雾气。

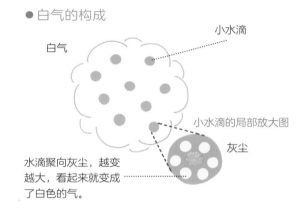

● 白气的构成

白气

小水滴

小水滴的局部放大图

灰尘

水滴聚向灰尘，越变越大，看起来就变成了白色的气。

"哈"和"呼"有什么 区 别 ?

当手冻得瑟瑟发抖时，张大嘴巴朝掌心哈一口气，会让人感觉暖和。然而，却没什么人噘起嘴巴，朝手掌心呼地吹一口气。这是因为比起"呼"，"哈"能让手掌心感觉更暖和。"哈"跟"呼"明明都是从嘴里吐气，却让人感觉不同，真是不可思议呢。但其实想一想"速度"就能解开谜底。电风扇吹出来的风之所以会让人觉得凉快，是因为它的风速度很

快。"呼"比"哈"的速度要快，所以会让人觉得冷。

白气里原来是小水滴啊。

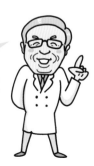

外面刮着大风的时候，会让人觉得冷飕飕的。这和"呼"的道理是一样的哟！

头臭狒狒

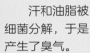 汗和油脂被细菌分解，于是产生了臭气。

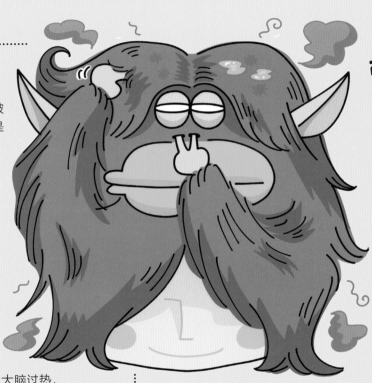

汗、油脂等被细菌分解，引发的恶臭！

为了防止大脑过热，头上会出很多汗。

出现部位			
	种类	**气味系**	重要度 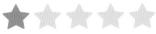
	出现时机	**头上出汗时**	
	主要参与者	**细菌**	脏脏度 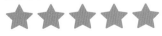

为什么会 出现 ？

头比身体上的其他部位拥有更多的汗腺（出汗的地方）。在一块1平方厘米的头皮下，有220个汗腺，而脸上1平方厘米的皮肤下只有140个汗腺。为什么头上会有这么多的汗腺？这是因为大脑很怕热，所以需要多出汗，来防止大脑过热。

另外，由于头上有很多头发，所以毛孔很多。毛孔的附近有皮脂腺，会分泌皮脂。

也就是说，头不仅会出很多汗，还会旺盛地分泌油脂。然后汗水和油脂被细菌分解，形成皮脂酸，就会产生难闻的气味。这就是头臭的来源。

● 头臭的产生

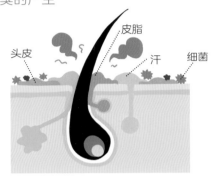

还有 其他原因 吗？

头发的存在也是造成头臭的一个原因。头发呈细线状，数量有10万根之多！头发容易吸收气味，而且不易散味。室外废气之类的气味渗透到头发里，那可是相当难闻的味道。

像这种室外的废气你可能会觉得没办法防止，但其实并不是这样。另外，分叉等受损的头发更容易吸收气味。所以要保护好头发，这样即使有气味也不会太难闻哟！

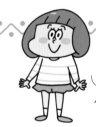

头在鼻子的上面，所以不好确认有没有味道呢。

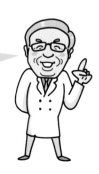

头皮屑大多是由真菌引起的，但头臭跟头皮屑没有太大关系。

脚臭旺财

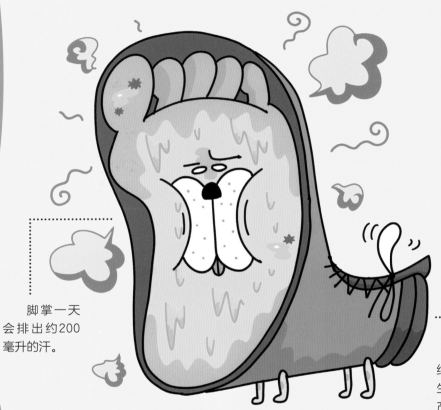

跟抹布的味道比都不会逊色的臭家伙！

脚掌一天会排出约200毫升的汗。

制造臭气的细菌会分解脚产生的汗和污垢，产生臭气。

出现部位	种类	气味系	重要度
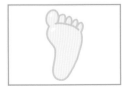	出现时机	脚脏的时候	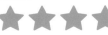
	主要参与者	细菌	脏脏度 ★★★★★

为什么会 出现 ？

脱下鞋子的时候，有时候会散发出一股臭臭的刺鼻气味。

脚臭的气味闻起来像纳豆、坏掉的芝士、抹布等。为什么脚会臭呢？

在脚掌密布着负责出汗的小汗腺，一天里会排出约200毫升的汗水，而且脚上还会产生很多污垢。

穿着鞋的脚的温度大约在32摄氏度，由于出汗湿度能达到90%，这是细菌极易繁殖的环境。在这些细菌中，有许多是制造脚臭的细菌，这些汗水和污垢对它们来说可是一顿美餐。由于细菌的分解作用，脚上就产生了氨、甲基硫醇等物质，它们便是让脚变臭的罪魁祸首。

● 脚臭的构造

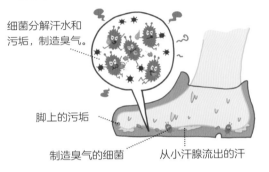

细菌分解汗水和污垢，制造臭气。

脚上的污垢

制造臭气的细菌

从小汗腺流出的汗

怎么能 防止 呢？

为了不让脚散发出臭臭的气味，最重要的是抑制细菌最喜欢的汗水。首先，挑选透气的鞋子和袜子吧。

然后，不要长时间穿一双鞋子，经常换换其他鞋子。这样可以防止因脚汗过多导致鞋内的潮湿，从而积累过多的细菌。

还有，日常保持双脚的干净。洗澡的时候，脚趾和脚趾之间的每个地方都要认真地洗干净哟，也不要忘了脚后跟的污垢哟。

能保持这些好习惯的话，脚臭就会慢慢消失。

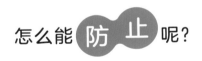

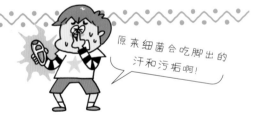

原来细菌会吃脚出的汗和污垢啊！

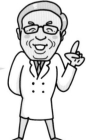

鞋子太小的话，会把脚裹得太紧，出的脚汗会更多，所以不要穿太小的鞋哟！

大叔臭蜡人

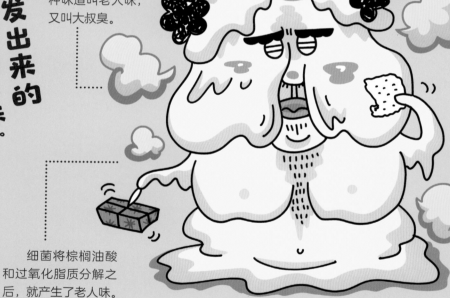

从爸爸身上散发出来的臭味又叫老人味。

"爸爸，你闻起来臭臭的。"这种味道叫老人味，又叫大叔臭。

细菌将棕榈油酸和过氧化脂质分解之后，就产生了老人味。

出现部位			
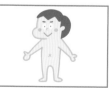	种类	气味系	重要度 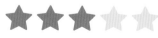
	出现时机	上年纪之后	
	主要参与者	细菌、皮脂腺	脏脏度 

为什么会 出 现 ?

"爸爸闻起来好臭！"

等大家上了高中之后有可能会对爸爸说上这么一句话。爸爸身上这闻起来臭臭的气味正是老人味，别名大叔臭。

在我们的毛囊附近存在着皮脂腺，它会分泌皮脂。当人步入中老年后，皮脂里的一种叫棕榈油酸的物质会开始增加。

随着我们年龄的增长，另一种叫过氧化脂质的物质也会开始变多。它是一种被氧化分解后形成的、像变质的油一样的物质。棕榈油酸、过氧化脂质和皮肤上的细菌作用后，会形成一种叫壬烯醛的物质，这是身体产生老人味的原因。

● 大叔臭的产生

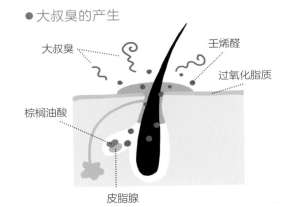

大叔臭 　　 壬烯醛 　 过氧化脂质 　 棕榈油酸 　 皮脂腺

为什么会觉得 臭 ?

在爷爷奶奶家，你有没有闻到过像放了好多年的旧书一样的味道？那正是老人味，也有人觉得闻起来像蜡烛的味道。旧书也好，蜡烛也好，其实闻起来并没有那么臭。据说，如果是从小和爷爷奶奶生活在一起的孩子，会觉得老人味是一种很安心的味道。

但是没有和爷爷奶奶在一起生活过的孩子，在他们的成长中并没有习惯老人味。于是在爸爸上了年纪后，突然闻到老人味，他们就会觉得臭了。

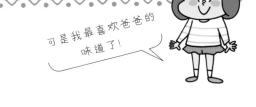

可是我最喜欢爸爸的味道了！

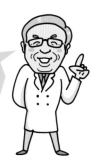

电视广告上经常说老人味很臭，这也是让我们觉得老人味臭的一个原因。

费洛蒙小姐

在喜欢的人身边弥漫着好闻的香味！

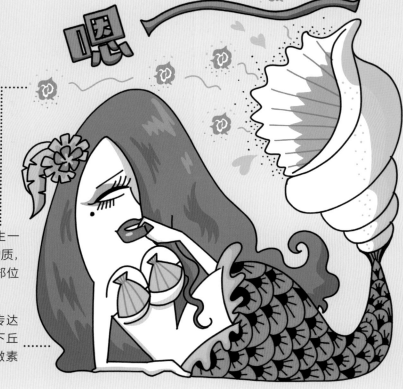

嗯

人体会产生一种叫信息素的物质，并通过腋下等部位散发出来。

信息素会传达到特定对象的下丘脑，激发他的激素分泌。

出现部位	种类	气味系	重要度
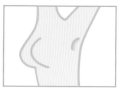	出现时机	有喜欢的人时	★★★★☆
	主要成分	信息素	脏脏度
			★★★★★

为什么会 出现 ？

　　长大之后，靠近喜欢的人时，或许会觉得有一股好闻的香味。这就是信息素，也叫作费洛蒙。

　　在我们的身体里，女性会分泌更多雌激素，男性会分泌更多雄激素。它们是从生殖器官等分泌出来的，通过血液被运送到身体的各个部位，起到各种各样的作用。女性的胸部会变大也是因为雌激素的作用。

　　信息素在身体里产生后，主要通过分布在腋下等部位的大汗腺散发到身体外。

　　信息素会传达到特定对象的下丘脑，激发其分泌激素，并让对方觉得闻起来好香，从而产生好感并且感到舒心。

● 接收信息素的过程

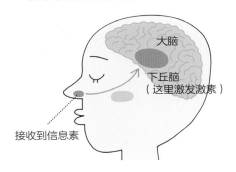

大脑

下丘脑
（这里激发激素）

接收到信息素

为什么喜欢上别人以后，会 心跳不止 ？

　　喜欢一个人后，男生和女生都会大量分泌一种叫作多巴胺的物质。多巴胺，大家又称它为快乐物质，会让我们心跳不止。喜欢上一个人时，为了多看对方一眼，上下学时会特意绕远路，人也会变得特别有活力。这都是多巴胺的功劳。

　　据说女性恋爱时，雌激素的分泌量也会上升。雌激素是一种能让皮肤变好、头发变亮、对女性至关重要的激素。

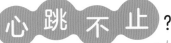

信息素有着将人与人联结在一起的重要意义啊！

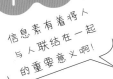

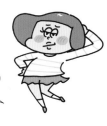

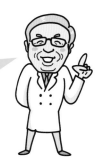

人们常说恋爱中的女人会变美，这是真的呢！

跪坐腿麻麻

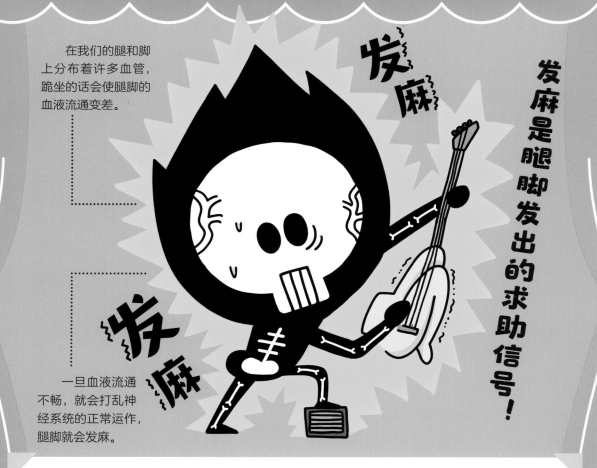

在我们的腿和脚上分布着许多血管，跪坐的话会使腿脚的血液流通变差。

一旦血液流通不畅，就会打乱神经系统的正常运作，腿脚就会发麻。

发麻

发麻

发麻是腿脚发出的求助信号！

出现部位	种类	感觉系	重要度
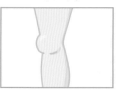	出现时机	长时间跪坐时	★★☆☆☆
	主要参与者	神经系统、血管	脏脏度 ☆☆☆☆☆

为什么会 出 现 ?

　　长时间跪坐的话，会感觉腿脚发麻。

　　所谓跪坐，就是将双膝贴在地面上，双脚向后伸展，臀部坐于脚部的姿势。为什么这样坐会让腿脚发麻呢？

　　我们的腿部到脚趾末端分布着许多血管。跪坐的时候，由于我们是坐在自己的脚上，身体的重量会使腿脚的血液流通变差。

　　人体里有着感知疼痛的感觉神经和将大脑的命令传达给肌肉的运动神经。一旦血液流通不畅，神经系统的正常工作就会被打乱，从而发出"这个姿势很危险哟！"的警告，而这个警告正是腿脚发麻。

● 腿脚发麻

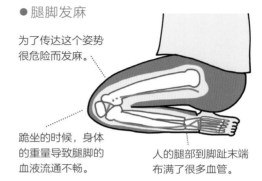

为了传达这个姿势很危险而发麻。

跪坐的时候，身体的重量导致腿脚的血液流通不畅。

人的腿部到脚趾末端布满了很多血管。

发 麻 感 会消失吗?

　　大多数时间，我们都坐在椅子上，并不习惯跪坐。然而，大多数生活在日本传统房屋里的老人即使跪坐，也不会腿脚发麻。这是因为在他们经常跪坐的过程中，血管适应了，血液流通也比我们跪坐时更顺畅了。但是，在我们的日常生活中需要跪坐的机会很少。为了保持血液流通顺畅，跪坐的时候挺直腰背，抬高臀部，是不让腿脚发麻的小诀窍。

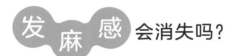

发麻是传达求助的信号啊！

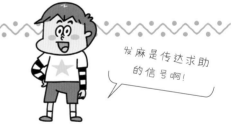

活动一下双脚的大拇指，也能让腿脚不容易发麻哟！

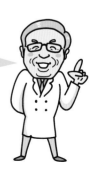

急中生力男

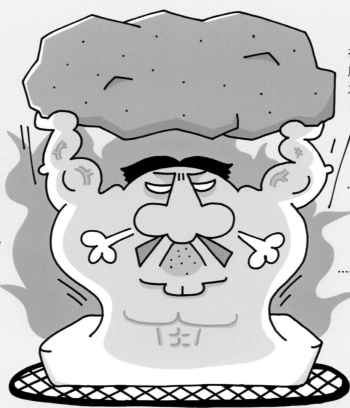

陷入紧急情况时会突然出现强大的怪力！

人体的肌肉，在日常的生活中只用到了它大约三分之一的力量。

一旦陷入紧急情况时，人体会分泌肾上腺素，我们就会使出比平常更大的力。

出现部位

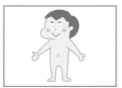

种类	动作系
出现时机	紧急情况下
主要成分	肾上腺素

重要度
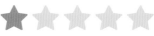

脏脏度

为什么会 出 现？

大家有听到过"急中生力"吗？它是指比如着火的时候，使出仿佛不属于自己的怪力，把很重的东西搬了起来的情况。

这种情况好像只会发生在漫画里，但其实大家都能急中生力。

人体的肌肉，在日常的生活中，只用到了它大约三分之一的力量。这是因为如果使用百分之百的力量，会有让肌肉受伤的危险情况。

但是，在遭遇火灾等紧急情况时，位于肾上方的肾上腺会产生一种叫肾上腺素的激素。这种物质通过血液输送到全身，我们就能使出比平常更大的力气了。

怎样才能 使 用？

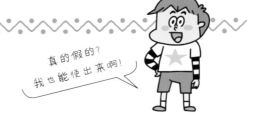

真的假的？我也能使出来啊！

在奥运会之类的赛事上，相信大家一定看到过举重选手在举起杠铃时，往往会大吼一声。这么做是为了让肌肉的力量变得比平常大。这称作嚎叫效应。

大家有没有在搬重物的时候发出过"啊"的声音？这时候说不定你已经急中生力了。

在急中生力的时候，我们不会轻易感觉到疼痛，但往往事后才发现受伤了，所以要小心，不要多用急中生力哟。

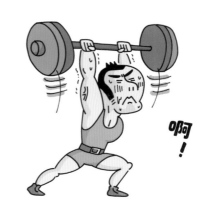

啊！

放屁大婶

在人前放屁，会让人难为情的！

大肠里的细菌在制造养分的同时，也会制造废气，这就是屁的源头。

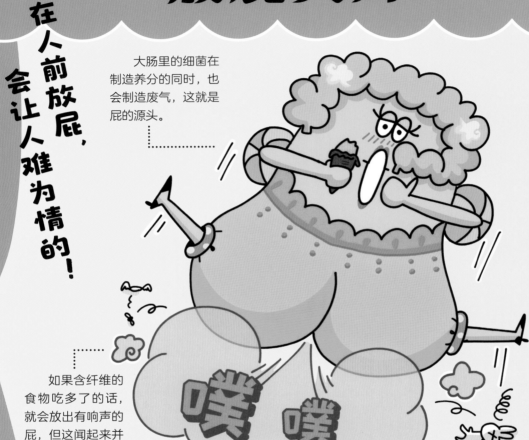

如果含纤维的食物吃多了的话，就会放出有响声的屁，但这闻起来并不臭。

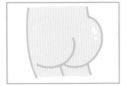

噗 噗

出现部位	种类	气味、声音系	重要度
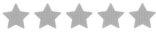	出现时机	饱餐之后	★★★★★
	主要成分	氮气、二氧化碳等	脏脏度 ★★★★★

为什么会 出 现 ?

从身体里产生的无形物质中，有相当高知名度的就是屁。

有研究表明，人一天大约要放14次屁。大家每天也都有放屁吧？说"我没有放"的人，把手放在胸口上，做个坦诚的人吧。

我们吃的饭菜，通过胃和小肠进入到大肠。进入大肠时，还有一些食物没有被分解。在大肠里生活的许多细菌会分解这些食物，制造出身体所需的营养成分。细菌分解食物的同时也会产生很多废气。

这些废气堆积在大肠里，还与随食物一起进入到大肠的空气混合在一起，当它们越积越多，大肠承受不了的时候，就会将它们从肛门放出去，这就是屁。

● 屁的形成原理

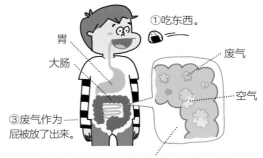

①吃东西。
胃
大肠
③废气作为屁被放了出来。
废气
空气
②大肠内的细菌在制造养分时产生了废气。

为什么会 臭 呢?

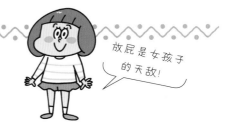

放屁是女孩子的天敌！

其实屁和臭不是画等号的。屁是由氮气、二氧化碳和氢气等物质构成的，这三种成分都没有臭味。吃多了含纤维多的食物，由氮气、二氧化碳和氢气等成分构成的屁会放得声势浩大，经常会发出很大的"噗"声，但没有臭味。

然而，吃多了肉类、鸡蛋等蛋白质含量较高的食物时，屁中吲哚、粪臭素和硫化氢等的含量增加，这时，放的屁虽然几乎不会有声音，但闻起来会很臭。而且吲哚、粪臭素和硫化氢也是造成大便臭味的原因。

屁绝对不是对身体不好的东西哟。痛痛快快地放屁吧！

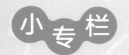

屁家族的小伙伴们

放屁的声音每次都不一样。
大家放的屁都是什么样的声音呢?

噗!

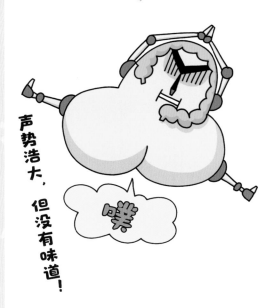

声势浩大，但没有味道！

噗

多吃蔬菜等富含纤维的食物，
就会放出响亮的屁，但没什么臭味。

啵、啵、啵……

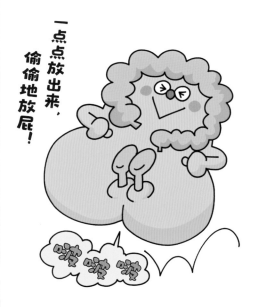

一点点放出来，偷偷地放屁！

啵 啵 啵

在别人面前放屁是件尴尬的事情。
有很多人会选择一点一点放。

嘶——

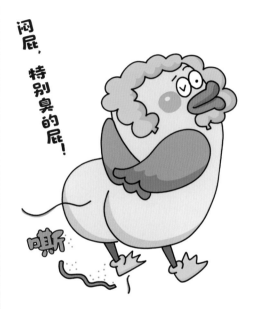

闷屁，特别臭的屁！

嘶

不吃蔬菜而多吃肉类的话，
放屁就不会有声音，但会臭气熏天！

噗嘶！

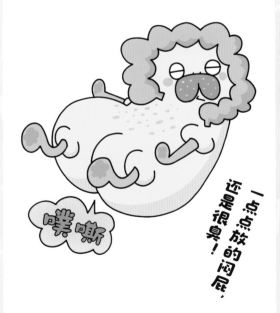

一点点放的闷屁，还是很臭！

噗嘶

你可能以为一点一点地放没有声音的屁，
就不会被人发现，但气味是藏不住的！

心跳小子

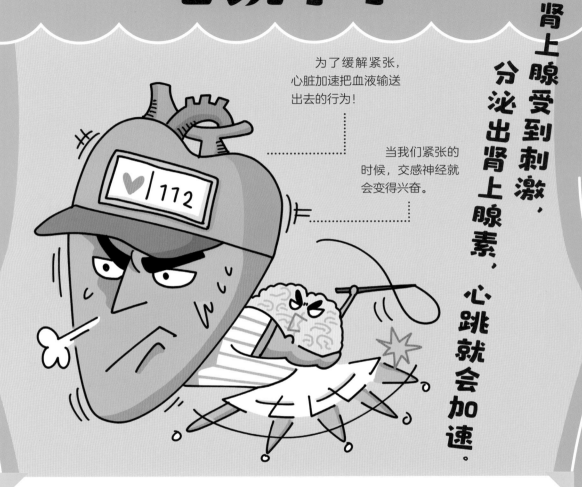

为了缓解紧张，心脏加速把血液输送出去的行为！

当我们紧张的时候，交感神经就会变得兴奋。

肾上腺受到刺激，分泌出肾上腺素，心跳就会加速。

出现部位			
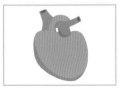	种类	**动作系**	重要度 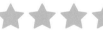
	出现时机	**紧张的时候**	脏脏度
	主要参与者	**肾上腺、神经系统**	☆☆☆☆☆

为什么会 出现 ？

在参加学校的汇报演出时，我们可能会心跳加速。

人体里分布着用来调节内脏活动的自主神经系统。自主神经系统分为负责活跃调动身体的交感神经和负责让身体休息的副交感神经。当我们紧张的时候，交感神经为了克服这一紧急状况，就会开始工作。

位于肾脏上方的肾上腺受到刺激，会分泌出一种激素——肾上腺素。于是心脏就会变得活跃，将含有氧气和营养成分的血液加速运输到全身。因此，我们的心跳就会加快了。

● 心跳加快的原理

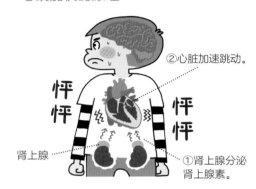

②心脏加速跳动。

怦怦

怦怦

肾上腺

①肾上腺分泌肾上腺素。

身体里的 神经系统 是什么？

被人一直盯着看的话，心脏会跳个不停呢！

身体里分布着神经。神经系统能将大脑发出的指令传送给各个器官和肌肉，同时还会将身体发出的信号传送回大脑。

神经系统分成存在于脑和脊髓的中枢神经系统以及脑和脊髓以外的神经结构，即周围神经系统。

周围神经系统分为三种类型。一种是脊神经，一种是脑神经。还有一种就是自主神经系统，包括内脏感觉神经和内脏运动神经。内脏运动神经包括导致心脏加速的交感神经和负责让身体休息的副交感神经。内脏运动神经容易受到情绪的影响，所以我们紧张时，心脏就兴奋地跳个不停；而我们觉得困或累时，负责让身体休息的副交感神经开始起作用。

声音歌姬

从我们身体里发出的美妙声音！其他动物几乎都做不到。

我们能发出声音是因为有声带，它位于气管的上方。

声带主要由两片厚的声韧带组成，两片声韧带之间的空隙称为声门。

出现部位			
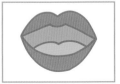	种类	**声音系**	重要度 ★★★★★
	出现时机	**说话的时候**	
	主要参与者	**声带、空气**	脏脏度 ★☆☆☆☆

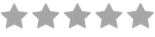

为什么会 出 现 ?

大家打招呼的时候会说"你好"，同时也听得懂对方说的是什么。之所以能做到这些，是因为在我们的大脑里有一个叫作语言中枢的区域。

实际上，我们能说话靠的是喉咙里的声带。声带位于气管的上方，主要由两片厚的声韧带组成，它们连在几块软骨上。当我们不发声时，声带是打开的。当我们想发声时，声带就会闭合，这时候两片声韧带之间的空隙（声门）变窄，从气管和肺冲出的气流不断冲击声带，引起声带振动，便发出了声音。

八哥和鹦鹉会模仿人说话，是因为它们拥有特殊结构的鸣管和舌头。但是，它们理解不了所说的话的意思，因为它们的大脑里没有语言中枢。

● 声带的构造

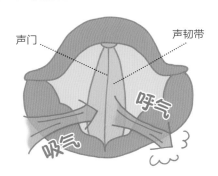

声门　　声韧带
呼气
吸气

原来我们是这样发出声音的，好神奇啊!

为什么声音会 因 人 而 异 ?

每个人的声音听上去都不一样。虽然我们都是通过喉咙里的声带发出声音的，但其他部位在发声过程中也起着重要的作用。气流通过声门，经过咽腔、口腔（或鼻腔），从唇部（或鼻孔）发出声音。另外，嘴唇的形状，说话时嘴张开的幅度都是影响我们的声音的重要因素。

我们的鼻子、嘴唇都各不相同，说话时嘴张开的幅度也因人而异。所以，我们每个人发出的声音都完全不一样。

我们每个人长相不一样，声音也是各不相同哟!

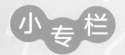

声音家族的小伙伴们

我们的声音各式各样，有高有低。
在这里给大家介绍 4 种。

清脆的声音

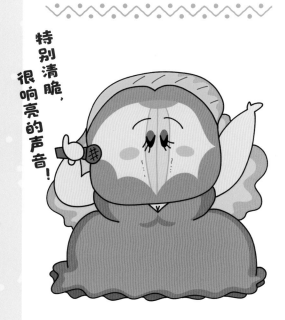

特别清脆，很响亮的声音！

在学校里，你有声音很响亮的朋友吗？
上课回答问题的时候，这种声音回荡在教室里，
特别清脆呢。

沙哑的声音

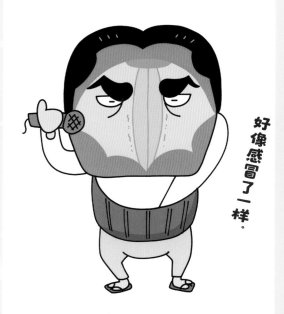

好像感冒了一样。

有的人嗓音干涩、低沉、沙哑，
日本传统音乐的歌手大多是这种声音。

低沉的声音

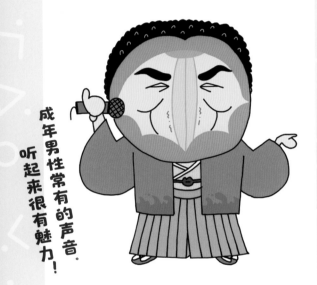

成年男性常有的声音。
听起来很有魅力！

有的人说话的声音低沉稳重。
如果成年男性是这种嗓音的话，
不知道为什么总让人觉得很有魅力呢。

尖锐的声音

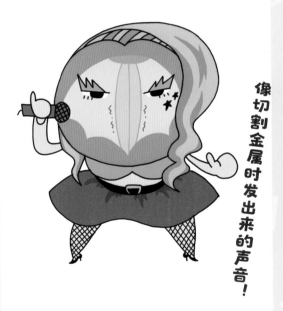

像切割金属时发出来的声音！

这种声音很像切割金属时会发出的声音，
是女生中比较常见的声音。

饱嗝小子

这是一种会被爸爸妈妈骂的没有礼貌的声音！

为了避免胃过胀而被撑破，胃会把胃里的气体以饱嗝的形式，从嘴巴里放出去。

嗝儿～

胃里的空气和消化食物产生的废气变多之后，所产生的压力会让胃胀大。

出现部位	种类	声音系	重要度
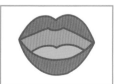	出现时机	吃过东西以后	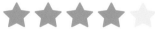
	主要成分	气体	脏脏度 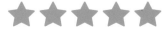

为什么会 出现 ？

吃饭的时候，偶尔会"嗝"的一声打个饱嗝，这种感觉可舒服了。可能会被爸爸妈妈说："怎么这么没有礼貌！"

饱嗝是从位于食管和小肠之间的胃里跑出来的，食管一端连接咽，一端连接着胃。

食物从嘴巴进入人体，经过食管被送到胃里，然后被胃酸消化成糜状，这时候就会产生废气。而且我们吃东西时，不仅是食物，连空气也一起进到了胃里。

胃里的气体变多之后，胃的压力就会越来越大，它就会像气球一样胀得大大的。如果一直这样下去，胃就会被撑破。

这时候，胃就会把气体从嘴巴里放出去。这就是饱嗝出现的原因。

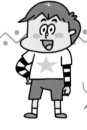

碳酸饮料里有很多气体，所以喝了以后容易打嗝呢！

不能 打 饱 嗝 吗？

在人前打饱嗝是一种不太礼貌的行为。但是也有人觉得，打饱嗝是对厨师的一种肯定。

胃还没有发育好的婴儿不会打饱嗝。所以喝了奶以后，需要拍拍婴儿的背，让他排气是很重要的。

在动物里，最能打饱嗝的是牛。一头牛一天打出来的嗝，得两台大型家用冰箱才能装得下。牛的饱嗝里包含有导致地球变暖的物质——甲烷。

● 关于牛的饱嗝
牛的饱嗝里含有许多对环境无益的成分，对全球气候变暖有很大的影响。

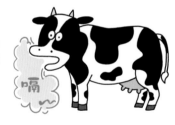

嗝

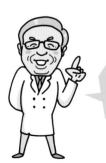

牛有4个胃，一共有200升那么大。所以打嗝也那么气势磅礴。

咳嗽扫尘侠

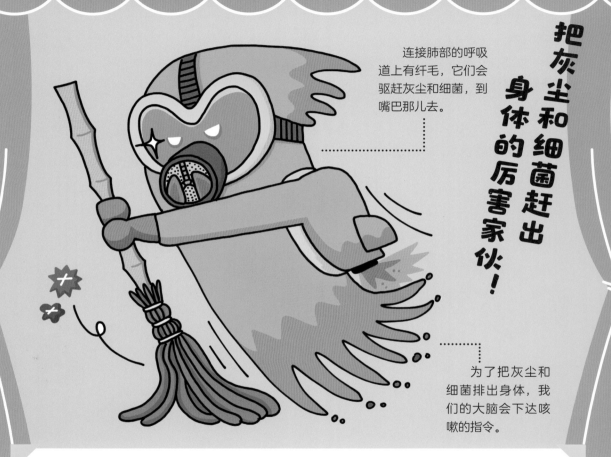

连接肺部的呼吸道上有纤毛，它们会驱赶灰尘和细菌，到嘴巴那儿去。

把灰尘和细菌赶出身体的厉害家伙！

为了把灰尘和细菌排出身体，我们的大脑会下达咳嗽的指令。

出现部位			
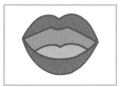	种类	**声音系**	重要度 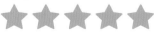
	出现时机	**感冒等的时候**	
	引发原因	**灰尘、细菌等**	脏脏度 

为什么会 出 现 ？

我们呼吸时，空气中的灰尘、细菌等异物有时候会进入连接肺部的呼吸道。

在呼吸道上长着细小的纤毛，它们会吸附吸进来的灰尘等异物。纤毛会朝着背离咽部的方向摆动，将异物往嘴巴的方向驱赶。

但是，仅仅这样还不能把它们排出身体。于是，大脑会下达咳嗽的指令，把异物排到口腔外。感冒的时候，鼻涕和痰流进气管，也是通过咳嗽排出身体的。

● 咳嗽的示意图

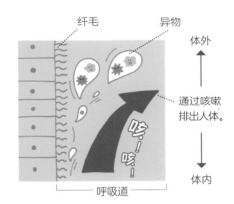

什么样 的声音？

人咳嗽时，飞沫的运动速度能达到每小时200千米。

咳嗽是有声音的。比较有代表性的是，听上去干干的"嗯哼"和有痰的时候听上去湿湿的"呃呵"。这两种咳嗽可以将灰尘赶出人体，但有时候咳嗽可能是由感冒或者扁桃体发炎引起的。

偶尔会有听上去像狗吠声一般的咳嗽，或者像海豹的叫声一样的咳嗽。这有可能代表你生病了，有必要马上去医院。

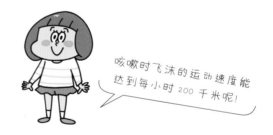

咳嗽时飞沫的运动速度能达到每小时 200 千米呢！

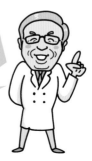

如果咳嗽一直持续不停的话，不要犹豫，赶快去医院检查吧。

闪腰怪

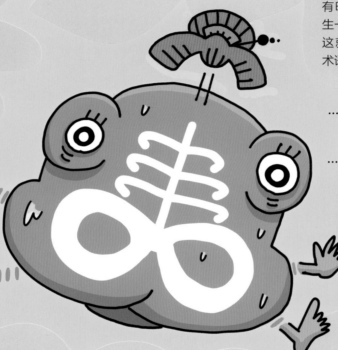

搬运重物时，有时腰部会突然产生一股剧烈的疼痛。这就是闪腰，专业术语为急性腰扭伤。

腰是由韧带和肌肉等构成的，腰部软组织突然遭受扭伤就会闪了腰。

出现部位	种类	动作系	重要度
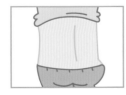	出现时机	搬重物等的时候	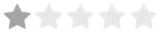
	主要表现	腰部软组织扭伤，疼痛	脏脏度

38

什么时候 出 现 ?

你有没有看到过，爸爸妈妈搬重物时，突然一边叫好痛一边把手扶在腰上？这时，你可能还会听到从他们身体里发出"咔咔"的声音。这就是闪腰。

闪腰大多发生在青壮年、运动员、体力劳动者等的身上，这种疼痛十分强烈，有人甚至会疼得在原地动不了。

因为闪腰的袭来毫无预兆，所以在欧洲它被称为"女巫的一击"。

除搬重物时，闪腰还会在打喷嚏时、洗脸时以及在做一些不经意的动作时突然袭来，还真的如同受到女巫一击似的。

为什么会 闪 腰 ?

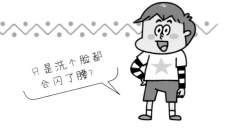

只是洗个脸都会闪了腰？

腰是连接上半身和下半身的重要部位，由韧带、肌肉、椎弓、关节和椎间盘等构成。用力过猛、姿势不正等会造成腰部软组织受伤，导致闪腰，闪腰可累及韧带、肌肉、椎弓等。

如果闪了腰，要注意少运动，多静养休息。有些人会觉得腰疼和肩疼一样，揉一揉就会好很多，但最好还是不要自己乱揉。等剧痛过去了，可以用湿毛巾冷敷来缓解疼痛。

● 腰椎的构造

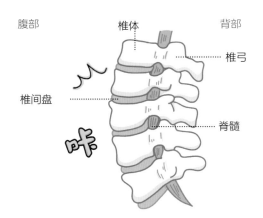

腹部　　　椎体　　　背部

椎弓

椎间盘

脊髓

打嗝机器人

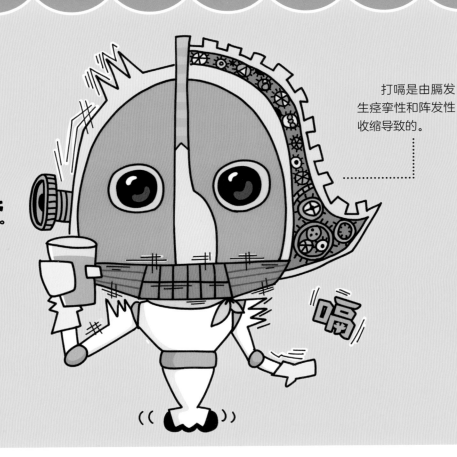

一旦开始就停不下来。

嗝、嗝、嗝……

打嗝是由膈发生痉挛性和阵发性收缩导致的。

嗝

出现部位	种类	声音系	重要度
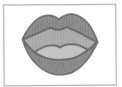	出现时机	不明	★☆☆☆☆
	主要参与者	膈	脏脏度 ★★★☆☆

为什么会 出现 ?

有时候我们会突然从嘴里发出"嗝"的声音，而且一旦开始就会持续一段时间，这就是打嗝。打嗝是由于位于肺部下方的膈发生痉挛性和阵发性收缩导致的。

在呼吸时，我们会用到膈。吸气时，膈收缩，膈顶部下降，使肺容积扩大，呼气时则相反。膈总是按照一定的节奏在运动。

然而，当它受到某种刺激时，会发生痉挛，运动节奏被打乱，导致我们打嗝。打嗝时空气被迅速吸入肺内的同时，声带的声门收窄，气流通过时就会发出"嗝"声。

● 打嗝的示意图

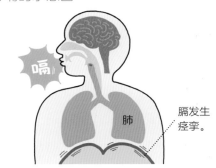

怎样才能 停下来 ?

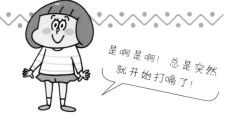

是啊是啊！总是突然就开始打嗝了！

在美国，有一个男性在他28岁时因为试图抱起一头猪，之后他就开始打嗝了，而且一直打到他96岁时才突然停止。在这期间，他每分钟要打20次嗝。即使这样，他还是过着正常人的生活，膝下有8个孩子。

也许有人会说："啊！居然打了这么久！真是让人大吃一惊。"但是大多数情况下，打嗝都会自然而然地停止，所以不用害怕。为了让打嗝停下来，很多人会用憋气、咽饭、被吓到等方法，但这些方法并不一定每次都有效。你可以放轻松，等打嗝自然停下。

喷嚏爷爷

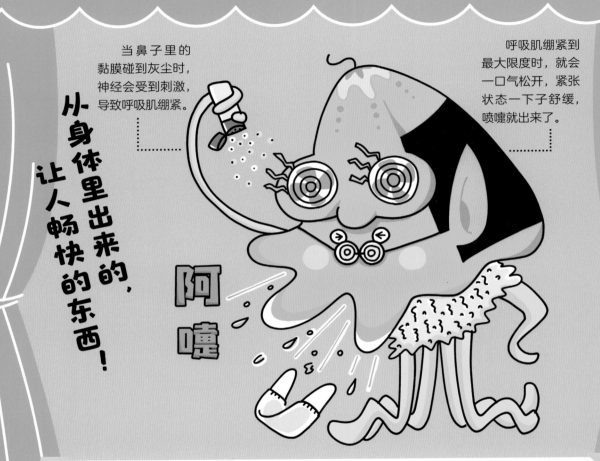

当鼻子里的黏膜碰到灰尘时，神经会受到刺激，导致呼吸肌绷紧。

呼吸肌绷紧到最大限度时，就会一口气松开，紧张状态一下子舒缓，喷嚏就出来了。

从身体里出来的，让人畅快的东西！

阿嚏

出现部位	种类	声音系	重要度
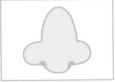	出现时机	感冒等的时候	★★★★★
	主要参与者	呼吸肌	脏脏度 ★★★★☆

为什么会 出 现 ?

　　"阿阿阿嚏！"刚觉得鼻子痒痒的，下一刻就打出了一个大喷嚏。打喷嚏是为了驱赶进入鼻腔的异物。

　　鼻子内大部分都覆盖着黏膜，当鼻黏膜碰到灰尘等异物时，会受到刺激，导致呼吸肌绷紧。当呼吸肌绷到极致时，就会一口气松开，肺里的空气就被一股脑地喷了出来。

喷 嚏 里都有什么？

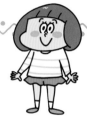

喷嚏打到别人身上就不得了了！
一定要用手捂住口鼻哟！

　　打喷嚏时飞出的飞沫时速能达到160~320千米，可以匹敌新干线的时速了。打喷嚏时喷出来的飞沫主要是液滴。液滴里含有有害物质，甚至还有让人得感冒和流感的病毒。

　　据说，打喷嚏时，飞沫能飞出近8米远。如果接触到含有病毒的喷嚏飞沫，就有可能被传染到感冒。

　　所以打喷嚏的时候，用手捂住鼻子和嘴是非常重要的。然后，记得要马上洗手哟！

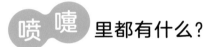
再多讲一点！

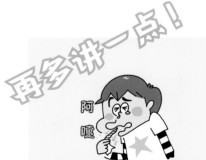
阿嚏

把纸巾搓成一根细条，伸进鼻子里，鼻黏膜就会受到刺激，打出喷嚏。

为什么闻到胡椒粉也会打喷嚏？

　　鼻黏膜非常敏感，只要受到刺激，就会让人想打喷嚏。花粉过敏的人经常喷嚏打个不停，就是因为花粉在刺激鼻黏膜。胡椒粉容易让我们打喷嚏也是一样的道理。

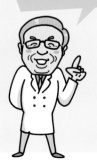

以前的日本人以为打喷嚏会让人早死。当然这是一种迷信。

打鼾国王

打破夜晚的静谧的声势浩大的呼噜噜！

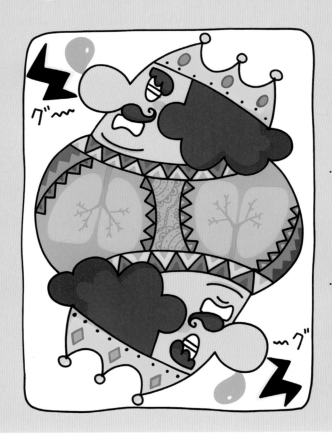

由于呼吸道变窄，呼吸的时候空气要擦过呼吸道壁。

气流使松弛的组织发生振动，就出现了鼾声。

出现部位	种类	声音系	重要度
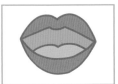	出现时机	睡觉的时候	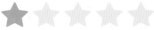
	主要成因	呼吸道变窄	脏脏度 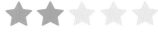

为什么会 出 现 ？

大家有没有在晚上听到过从父母的房间里传出来的呼噜噜的声音？这就是鼾声。说到打鼾，很多人会认为成年男性才会打鼾，但其实很多女性也会打鼾。

我们通过嘴巴和鼻子吸入空气，将氧气运送到肺里。运输空气的通道被称为呼吸道。在我们醒着的时候，呼吸道很宽，空气可以顺畅地流动，然而当我们睡觉时，咽喉部的肌肉松弛，有时会导致呼吸道变窄。

由于呼吸道过于狭窄，空气流动时会使这些松弛的组织振动，发出声音，这就是鼾声。

● 打鼾的原理

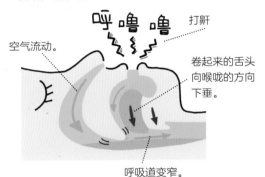

呼噜噜 · 打鼾

空气流动。

卷起来的舌头向喉咙的方向下垂。

呼吸道变窄。

哪 些 人 会打鼾？

据说，如果我们白天很累的话，晚上就容易打鼾。但如果你每天都打鼾的话，有可能是肥胖、睡姿等原因导致呼吸道变窄了。

还有，如果张大嘴巴睡觉的话，有时候舌头会卷起来向喉咙的方向下垂，挡住呼吸道，这也会导致打鼾。

而且，如果呼吸道变得过于狭窄，有时候会导致几秒的呼吸停止。在睡觉的时候，如果发生好几次这样的情况，会对身体造成很不好的影响。

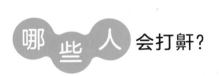

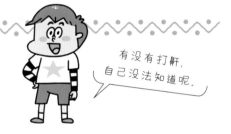

有没有打鼾，自己没法知道呢。

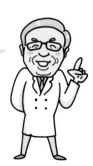

如果爸爸妈妈睡觉打鼾了，有可能是因为太累了，小朋友平时要多帮爸爸妈妈的忙哟！

哈欠鱼精

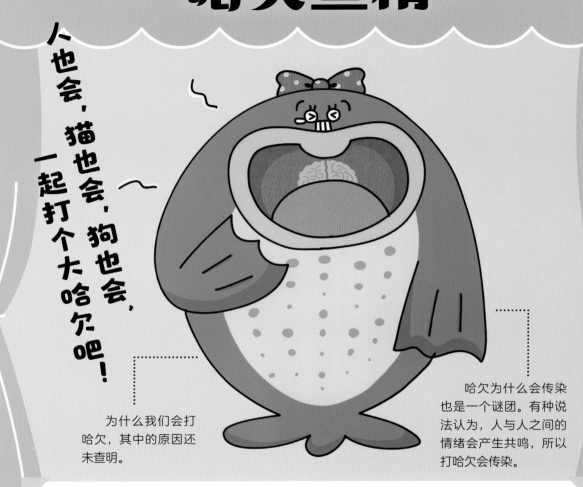

人也会，猫也会，狗也会，一起打个大哈欠吧！

为什么我们会打哈欠，其中的原因还未查明。

哈欠为什么会传染也是一个谜团。有种说法认为，人与人之间的情绪会产生共鸣，所以打哈欠会传染。

出现部位			重要度
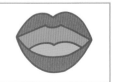	种类	**动作系**	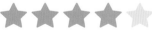
	出现时机	**不明**	脏脏度
	主要作用	**松弛肌肉，消除疲劳**	

为什么会 出现 ？

为什么我们会打哈欠？原因还尚未查明。以前有种说法，当我们累了或者想睡觉时，呼吸会变慢，导致身体血液里的氧气不足，于是通过打哈欠吸入空气，来补充氧气。这个说法在过去是最具影响力的，但现在有一种新的说法是，打哈欠是为了给大脑降温。大家觉得我们为什么会打哈欠呢？

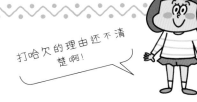

打哈欠的理由还不清楚啊！

为什么会 传染 ？

谜团重重的哈欠还有一处让人费解的地方——别人一打哈欠我们也会想打哈欠，也就是打哈欠好像会传染。

这个谜题虽然至今也没能解开，但最近有一种说法备受关注，那就是共鸣。在生活中，我们的情绪会被关系亲近的人所影响。一旦他们打哈欠，我们的情绪就可能产生共鸣，也会打哈欠。

据某项调查显示，对别人没兴趣的人，打哈欠就不容易传染上。相信今后对它的研究也会进一步发展的。

再多讲一点！

打哈欠绝对不是坏事，上课的时候也可以偷偷打哟！

动物也会打哈欠吗？

猫和狗总是在打哈欠。动物打哈欠的原因也尚未查明。但一些人认为它们打哈欠也是有原因的。比如，猫在睡觉的时候打哈欠是在说"不要烦我"，睁着眼睛打哈欠是在说"我压力好大"。

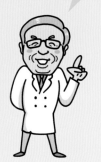

不只是猫和狗，爬行类、鸟类、哺乳类和鱼类都会打哈欠。

梦话摇篮

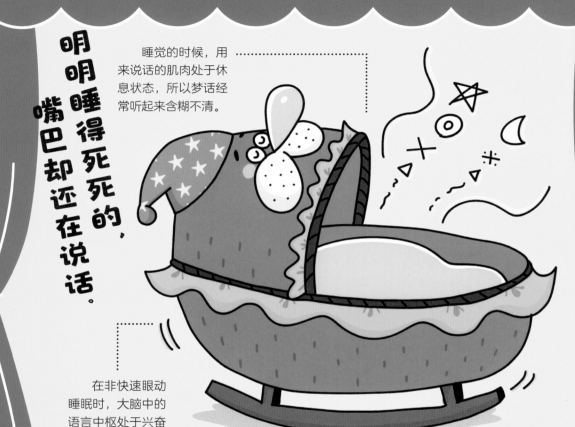

明明睡得死死的，嘴巴却还在说话。

睡觉的时候，用来说话的肌肉处于休息状态，所以梦话经常听起来含糊不清。

在非快速眼动睡眠时，大脑中的语言中枢处于兴奋状态。

出现部位	种类	声音系	重要度
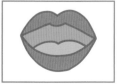	出现时机	睡觉的时候	★★☆☆☆
	主要表现	睡梦中无意识地说话	脏脏度 ☆☆☆☆☆

为什么会 出现 ？

早上起床后，大家肯定有被爸爸妈妈这样说的经历："你昨天晚上睡觉的时候说了奇怪的梦话哟。"但是你自己却完全不知道，只好回答："啊，真的假的？"

那么，什么时候我们会说梦话呢？我们在睡觉的时候，会在快速眼动睡眠（睡得浅，大脑还在活动）和非快速眼动睡眠（睡得深，大脑进入休息）之间来回切换（详见第79页）。据说，梦话就是在非快速眼动睡眠时出现的。

在这种睡眠阶段，虽然我们大脑皮层处于广泛抑制状态，但各个中枢被抑制的程度不同，当语言中枢处于兴奋状态时，即使我们睡着了，也还是会说话。

到底在 说什么 呢？

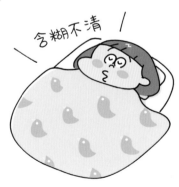

我睡觉的时候，也会说梦话吗？

在漫画作品里，经常用含糊不清来表达梦话的内容。其实用这个词来形容梦话并没有错。

非快速眼动睡眠时，我们的语言中枢虽然在活动，但身体却在休息。所以用来说话的肌肉也处于休息状态，这就导致我们口齿不清，发出含糊不清的声音。

我们小时候可能经常会说梦话，但长大后说梦话的次数就会减少。但是，如果生活压力太大，就算是大人，说梦话的次数也会增多。如果听到爸爸妈妈说梦话，有可能是因为他们工作太辛苦了。

● 梦话

含糊不清

因为用来说话的肌肉进入休息状态，所以梦话听起来含糊不清。

叹气白云

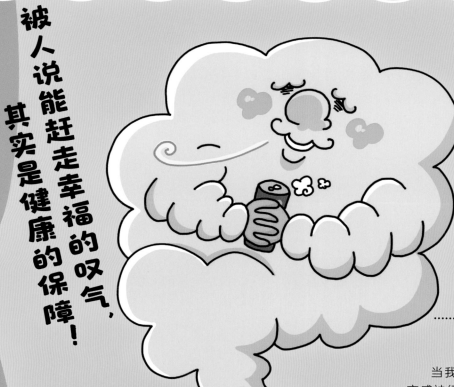

被人说能赶走幸福的叹气，其实是健康的保障！

当我们叹气的时候，呼吸会变深，促使副交感神经工作，保持我们身心的健康。

当我们有烦恼时，交感神经会变得活跃，副交感神经会变得沉闷。

出现部位		种类	声音系	重要度
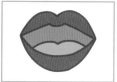		出现时机	有烦恼、压力等的时候	★★★★☆
		主要成分	气体	脏脏度 ★★★★★

为什么会 出 现 ?

关于叹气，有这样一种说法："叹气的话会让幸福逃走哟。"叹气常被大家所嫌弃，但其实叹气十分重要，它可以让我们保持身心健康。

人体分布着调整身体活动的自主神经系统。它分为维持人体在紧张状态下的生理平衡的交感神经和维持人体在安静状态下的生理平衡的副交感神经。

当我们有烦恼或烦心事时，呼吸会变浅，导致血液中的氧气不足。于是交感神经开始工作，心跳加快，血液循环加强，使血液中有足够的氧气。

我们需要通过交感神经和副交感神经的平衡运作，来维持身体的健康。当我们有烦恼时，交感神经会变得活跃，而副交感神经则变得安静。为了维持这两者的平衡，我们就会叹气。

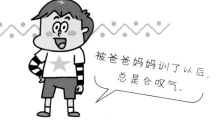

被爸爸妈妈训了以后，总是会叹气。

为什么会让身体 平 衡 变好?

在生活压力越来越大的现代社会，交感神经的工作时间变得越来越多。但这样的话，我们的身体就没法休息了。

叹气就是将身体里的气"唉"的一声呼出。通过叹气，使呼吸变深，抑制交感神经的活跃，对身体发出休息一会儿的指令，这时副交感神经便开始工作了。

呼吸变浅时会使身体里的氧气不足，导致体内疲劳物质不断堆积。叹气对这种情况也有改善作用。

● 叹气可以调整身心健康

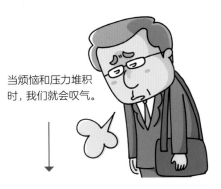

当烦恼和压力堆积时，我们就会叹气。

于是副交感神经开始工作，身体平衡得以调整。

x

磨牙妖精

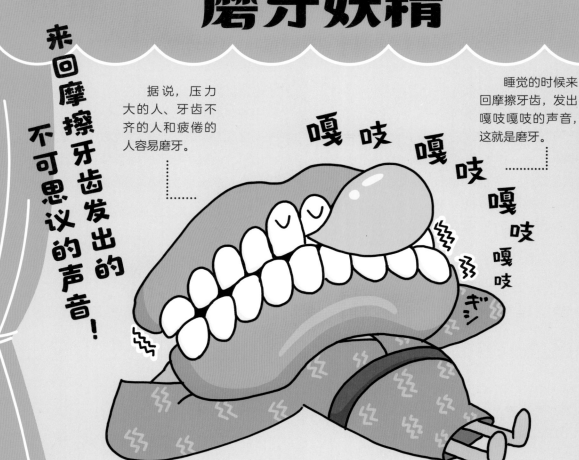

来回摩擦牙齿发出的不可思议的声音！

据说，压力大的人、牙齿不齐的人和疲倦的人容易磨牙。

睡觉的时候来回摩擦牙齿，发出嘎吱嘎吱的声音，这就是磨牙。

嘎吱 嘎吱 嘎吱 嘎吱

ギシ

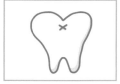

出现部位	种类	声音系	重要度
	出现时机	睡觉的时候	★★☆☆☆
	主要参与者	牙齿	脏脏度 ☆☆☆☆☆

为什么会 出现 ?

睡觉的时候，来回摩擦牙齿会发出嘎吱嘎吱的声音。

很多人以为只有大人才会磨牙，这是错误的。随着身体的成长，我们牙齿和下巴的位置会发生变化，导致牙齿咬合不齐，也容易出现磨牙的现象。

然而，大人磨牙的原因还不明确。据说，生活压力大的人有磨牙的倾向。

除此之外，牙齿不齐的人、疲倦的人和趴着睡觉的人也容易磨牙。

只长了几颗门牙的小宝宝也会磨牙。小宝宝会无意识地磨牙，这是为了调整接下来要长的牙齿的位置，同时练习刚长出来的牙齿的使用方法。

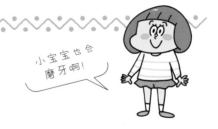

小宝宝也会磨牙啊！

我们是什么时候 磨牙 的？

睡觉时磨牙发生的时间和说梦话发生的时间不同（详见第49页）。我们的睡眠是在快速眼动睡眠和非快速眼动睡眠之间不断循环的，磨牙多发生于快速眼动睡眠。

磨牙不止有来回摩擦牙齿，发出嘎吱嘎吱声这一种。无意识地咬紧牙关也是磨牙的一种。这种磨牙不仅在睡觉的时候会发生，醒着的时候也会发生。由于这种磨牙没有声音，我们不容易察觉，但其实它的力相当大。

● 磨牙的种类

嘎吱嘎吱

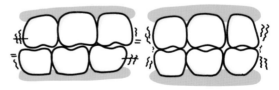

上下牙来回摩擦发出嘎吱嘎吱的声音。

无意识地咬紧牙关的磨牙。

下巴咯噔柱

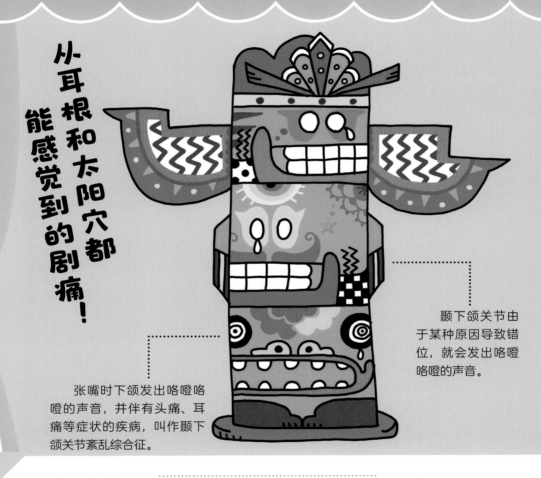

从耳根和太阳穴都能感觉到的剧痛！

颞下颌关节由于某种原因导致错位，就会发出咯噔咯噔的声音。

张嘴时下颌发出咯噔咯噔的声音，并伴有头痛、耳痛等症状的疾病，叫作颞下颌关节紊乱综合征。

出现部位	种类	声音系	重要度
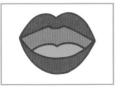	出现时机	下巴骨头错位的时候	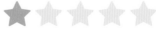
	主要原因	颞下颌关节错位	脏脏度 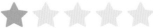

为什么会 出现 ?

　　人体发出的声音里不太被人熟知的，正是下颌发出的咯噔咯噔的响声。

　　嘴开合时，下颌发出咯噔咯噔的声响，同时会伴有头痛、耳痛等的疾病，叫颞下颌关节紊乱综合征。

　　颞下颌关节位于耳朵前方。下颌骨的突出部分镶嵌在颞骨的凹陷处，在这当中存在着起缓冲作用的叫作关节盘的部位。

　　一般情况下，由于关节盘的存在，下颌可以顺畅地活动，但是因为某些原因导致关节盘移位的话，下颌就会发出咯噔咯噔的声音。

● 下巴咯噔响的原因

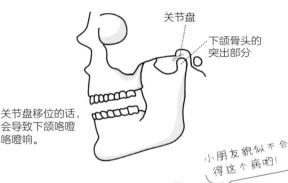

关节盘

下颌骨头的突出部分

关节盘移位的话，会导致下颌咯噔咯噔响。

小朋友貌似不会得这个病哟！

如何 治疗 ?

　　如果只是下巴会发出声音也就罢了，但它还会带来剧烈的疼痛。比起男性，女性患上颞下颌关节紊乱综合征的概率要高得多，尤其是二三十岁的女性。

　　据说，它是由许多原因综合在一起导致的。其原因有下颌关节脆弱、咬合异常、突如其来的压力等。

　　要治好下颌发出的咯噔咯噔声，需要去牙医诊所做一副牙齿矫正器，在睡觉的时候戴着，慢慢地将下颌关节归位。此外，还可以通过吃药、锻炼下颌关节等方法治疗。

得了这个病，连吃饭都会痛。

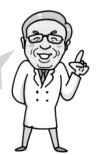

咂嘴武士

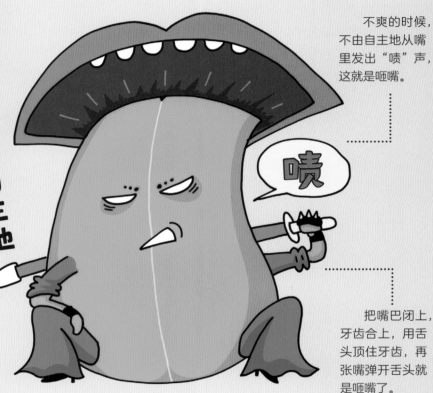

不爽的时候，不由自主地发出来的讨厌的声音。

不爽的时候，不由自主地从嘴里发出"啧"声，这就是咂嘴。

啧

把嘴巴闭上，牙齿合上，用舌头顶住牙齿，再张嘴弹开舌头就是咂嘴了。

出现部位	种类	声音系	重要度
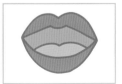	出现时机	不爽的时候	
	参与者	舌头	脏脏度 

为什么会 出现 ？

大家有过在遇到不爽的时候，不由自主地啧啧咂嘴的经历吗？有没有遇到过朋友朝自己发出"啧"声呢？不管是哪种，都可能会令被咂嘴的一方心情变得不愉快。

人们咂嘴大部分时候都是为了表达不满和愤怒。但有时候表达感动和赞美，也会发出"啧啧"的咂嘴声。

如何 咂嘴 ？

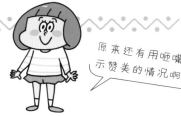

原来还有用咂嘴表示赞美的情况啊！

发出"啧"的声音很简单。把嘴巴闭上，牙齿合上，舌头顶住牙齿，再张嘴弹开舌头就好了。对有些人而言，这个动作能消减压力。但是被咂嘴的人可能就会产生不愉快的情绪，所以要注意这一点。

稍微改变一下发出来的声音，可以让对方的心情变好。噘起嘴巴，看着对方发出"啾"声。因为它听起来像亲吻的声音，所以对方听到会感到高兴。但是要注意也会有人感到不快！

再多讲一点！

等大家长大以后，说不定会理所当然地觉得咂嘴是"咂"呢！

其实不是"啧"而是"咂"？

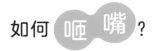

大家咂嘴的时候发出的声音是"啧"还是"咂"呢？

有种说法认为咂嘴发出的声音其实不是"啧"。某大学教授让学生分别念"啧"和"咂"之后，再咂嘴，结果发现咂嘴的声音更接近"咂"。大家也来试试看，确认一下咂嘴的声音更接近"啧"还是"咂"。

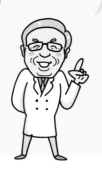

脖子咔咔鬼

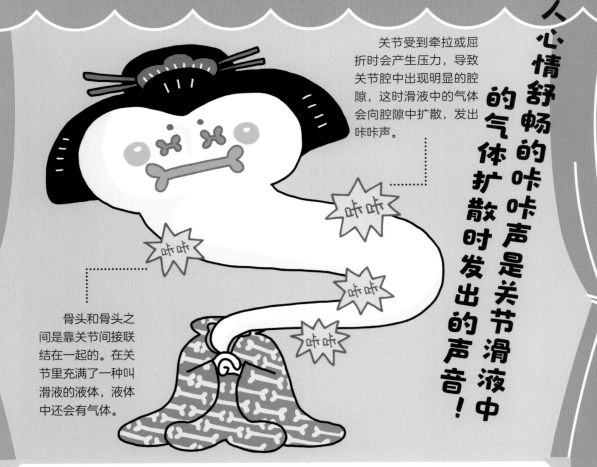

关节受到牵拉或屈折时会产生压力，导致关节腔中出现明显的腔隙，这时滑液中的气体会向腔隙中扩散，发出咔咔声。

骨头和骨头之间是靠关节间接联结在一起的。在关节里充满了一种叫滑液的液体，液体中还会有气体。

令人心情舒畅的咔咔声是关节滑液中的气体扩散时发出的声音！

出现部位			
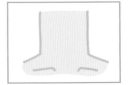	种类	**声音系**	重要度 ★☆☆☆☆
	出现时机	**转动脖子或掰手指时**	
	参与者	**滑液、骨头**	脏脏度 ☆☆☆☆☆

为什么会 出 现 ？

　　在我们转动脖子的时候，有时会听见咔咔的声音，在掰手指的时候，也会听到相似的声音。

　　这种转动脖子和掰手指发出的响声，学名为关节弹响。也许，你会觉得这种声音是骨头发出来的，其实并非如此。

　　骨头和骨头之间是由关节间接联结的。在关节里充满着一种叫滑液的液体。正是因为有滑液，关节才能自由地活动。

　　当关节突然受到牵拉或屈折时会产生压力，关节腔内的空间会出现改变，导致关节腔出现明显的腔隙，这时滑液中的气体就会快速向腔隙中扩散，发出咔咔声。

● 关节弹响的原理

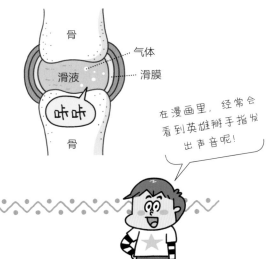

骨
气体
滑液
滑膜
咔咔
骨

在漫画里，经常会看到英雄掰手指发出声音呢！

可以 掰 关 节 吗？

　　转动脖子或掰手指发出咔咔的声音，虽然让人感觉爽快，但经常这样是不好的。因为这样向关节施加强烈的压力，容易使关节受伤。据说，关节中的气体扩散时，会施加一吨重的力量。

　　尤其是脖子的咔咔声，在某些情况下，会造成严重的扭伤。在脖子里，有着许许多多联通到人体各个器官的神经和血管。为了发出响声而长期刻意转动脖子，会对神经和血管造成损伤，还有可能导致手脚发麻等。

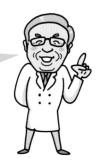

发出咔咔声的原因，其实还没有百分百被弄清楚。

麻筋儿不倒翁

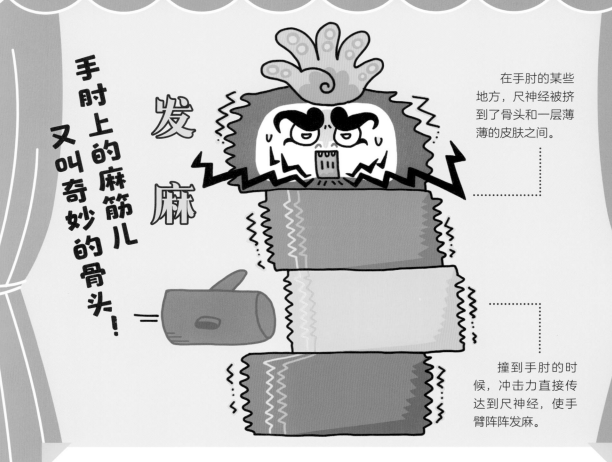

发麻

手肘上的麻筋儿又叫奇妙的骨头！

在手肘的某些地方，尺神经被挤到了骨头和一层薄薄的皮肤之间。

撞到手肘的时候，冲击力直接传达到尺神经，使手臂阵阵发麻。

出现部位

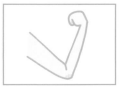

种类	**感觉系**	
出现时机	**撞到手肘时**	
主要参与者	**神经**	

重要度
★★★☆☆

脏脏度
☆☆☆☆☆

为什么会 出 现 ？

屁股和手掌撞到硬东西时，虽然会觉得痛，但不会发麻。但是如果撞到手肘，我们就会有阵阵发麻的感觉。这就是常说的撞到麻筋儿。

在我们的手肘上有这样两根骨头，一根是从手肘连接到大拇指的桡骨，另一根是从手肘到小拇指的尺骨。沿着这两根骨头分布着桡神经、正中神经和尺神经三种神经。一般神经都有骨骼或肌肉保护，但当我们弯曲手臂时，手臂下方的凸起部分，尺神经被挤到了骨头和一层薄薄的皮肤之间。所以，当我们撞到手肘时，冲击力直接传达到尺神经，从而使我们感到手臂阵阵发麻。

●手肘的骨头和神经的位置

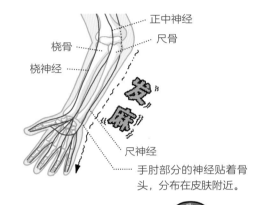

正中神经
尺骨
桡骨
桡神经
尺神经
手肘部分的神经贴着骨头，分布在皮肤附近。

为什么连 手 指 都会发麻？

撞到手肘的话，不只是手肘，连小拇指和无名指都会发麻。你可以试着敲敲自己的手肘，小指和无名指是不是也能感觉到敲击产生的震动？

这是因为尺神经一直联通到小拇指和无名指。敲击产生的震动通过尺神经一直传达到了小拇指和无名指。

麻筋儿有个英语名称叫"funny bone"，直译过来就是奇妙的骨头。因为撞到手肘时，会感觉麻麻的，这让人觉得是一件不可思议的事情，所以它就有了这样的英文名称。

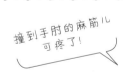

撞到手肘的麻筋儿可疼了！

也有人管麻筋儿叫疯狂的骨头。

耳朵里的妖怪

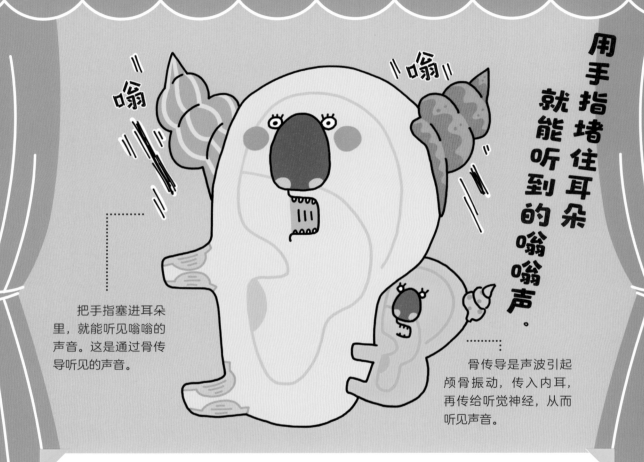

用手指堵住耳朵就能听到的嗡嗡声。

把手指塞进耳朵里，就能听见嗡嗡的声音。这是通过骨传导听见的声音。

骨传导是声波引起颅骨振动，传入内耳，再传给听觉神经，从而听见声音。

出现部位	种类	声音系	重要度
	出现时机	用手指堵住耳朵的时候	★★★☆☆
	出现原因	骨传导	脏脏度 ★☆☆☆☆

为什么会 出 现 ？

大家试着把两只手的食指放进耳朵里，是不是听到了嗡嗡的声音，这究竟是什么声音呢？

它听上去像某种东西流动的声音，所以你可能会觉得是血液流动发出的声音，但其实这是通过骨传导听见的声音。

我们听到声音有两种方式，一种是通过空气传导，一种是通过骨传导。

空气传导是声波引起空气的振动，传入耳朵，再传给听觉神经，从而听见声音。骨传导是声波引起颅骨振动，传入内耳，再传给听觉神经，从而听见声音。

当用手指堵住耳朵时，挡住了大部分的空气传导，听到的声音是通过骨传导的方式传播的。

没想到居然是通过骨传导听见的声音！

为什么从 海 螺 里能听见嗡嗡声？

很多人从海边捡起海螺，总会把它贴在耳朵上听大海的声音。确实我们能听见嗡嗡的声音，但这并不是大海的声音。

这种声音是周围的白噪声在海螺里不断反射，被共振放大所产生的。白噪声是低频且均匀的声音信号，所以我们会自动忽略。而海螺里有一个空腔，将海螺贴在耳朵上的话，可以有效隔离外界的声音，从而使先一步进去的白噪声在里面不断反射，通过共振放大后被我们听到。

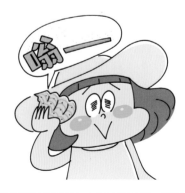

你听过海螺里的声音吗？去海边的时候，记得试试听听看哟。

咕咕小号手

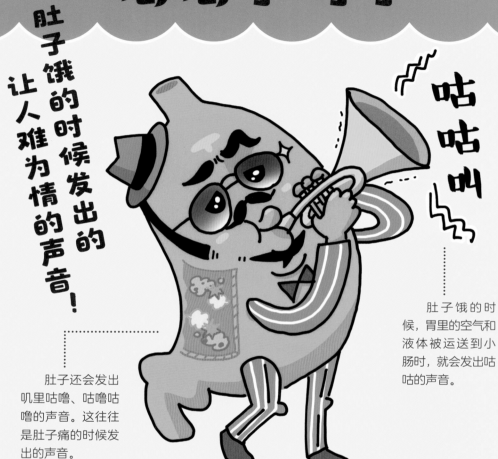

肚子饿的时候发出的让人难为情的声音！

咕咕叫

肚子饿的时候，胃里的空气和液体被运送到小肠时，就会发出咕咕的声音。

肚子还会发出叽里咕噜、咕噜咕噜的声音。这往往是肚子痛的时候发出的声音。

出现部位			
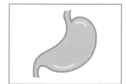	种类	声音系	重要度 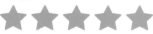
	出现时机	空腹时	
	引发原因	胃里的空气、液体	脏脏度 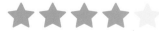

为什么会 出 现 ?

在学校的时候，大家都有没有过，在午饭前的课堂上，肚子突然咕咕叫的经历？很难为情吧。这种肚子饿的时候发出的声音，有个专业名称叫肠鸣，也就是肠胃鸣叫的意思。那么这具体发生在肚子的什么地方呢？答案是胃。

我们的胃日夜不休地收缩着，把从食管运输进来的食物消化成糜，送进小肠。然后胃里就只剩下同食物一起进来的空气和少许液体了。在这个状态时，胃蠕动得很慢，从胃的出口——幽门往小肠的方向

把空气推送出去时，就会发出咕咕声。

● 肠鸣的原理

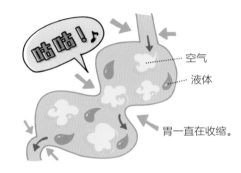

咕咕！

空气
液体
胃一直在收缩。

肚 子 还有其他叫声吗？

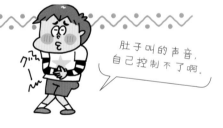

肚子叫的声音，自己控制不了啊。

肚子的咕咕声主要是胃发出来的，但小肠也会叫。连接着胃的小肠，长度有5米多。在这又长又弯的小肠里，流动着空气和被消化成糜的食物，它有时也会发出咕咕的叫声。小肠发出的声音比胃发出的要小很多。

肚子还会发出叽里咕噜、咕噜咕噜的声音。这些声音往往在我们肚子疼的时候发出，尤其是拉肚子的时候，为了将已经吸收完营养的食物快点从身体里排出来，

大肠的活动会变得异常兴奋，从而发出响亮的声音。在大肠的功能衰减时，也会发出咕咕的叫声。

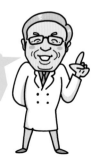

肚子咕咕叫，可能是胃在叫，也可能是小肠在叫，虽然后者声音比较小。

咕咕小号手的小伙伴们

肚子每天都会叫。
其实叫声会因为人身体状况的不同产生变化。

扑通扑通

好像在有节奏地
敲小军鼓!

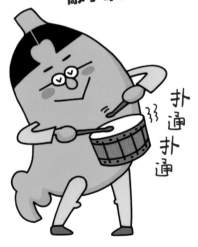

扑通扑通

拍肚子的时候，会发出扑通扑通的声音，
好像肚子里有人在敲小军鼓。

小肠的咕咕

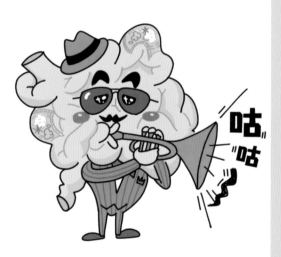

咕咕

比胃的咕咕叫声要轻!

肚子咕咕叫的声音大多数是胃产生的，
但其实小肠也会叫。

叽里咕噜

肚子痛时，发出的
痛苦的声音！

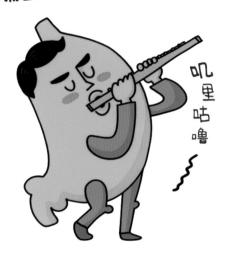

叽里咕噜

肚子很痛，胃和大肠的状态不好时，
肚子会发出叽里咕噜的声音。

扑哧扑哧

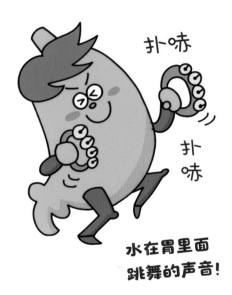

扑哧

扑哧

水在胃里面
跳舞的声音！

人喝多了水，胃里就会堆积多余的水分。
这时候就会发出扑哧扑哧的声音。

气息地藏

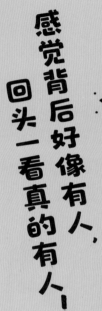

感觉背后好像有人，回头一看真的有人！

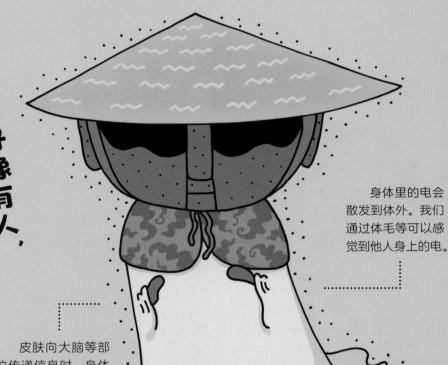

身体里的电会散发到体外。我们通过体毛等可以感觉到他人身上的电。

皮肤向大脑等部位传递信息时，身体里会产生电信号。

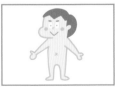

出现部位

种类	感觉系
出现时机	身边有人时
主要表现形式	电信号

重要度
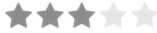
★★★☆☆

脏脏度
☆☆☆☆☆

为什么能 感 觉 到？

你有遇到过感觉背后好像有人，回头一看真的有人，然后大吃一惊的情况吗？

我们会通过皮肤感觉到烫，神经会将这个信息传递给大脑，然后大脑会发出把手拿开的指令给身体。我们的身体在执行类似指令时，会产生包裹全身的微弱的电流。有人靠近，就能接收他人身上的电。这就是所谓的我们能感觉到别人的气息。

是哪里接收到 电 的呢？

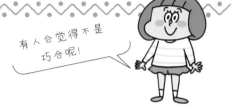

有人会觉得不是巧合呢！

别人身上的电，我们是从哪里接收到的呢？

其中一个部位是我们身体表面覆盖着的无数的体毛，它们能感觉到微弱的电。

另一个部位是我们耳朵深处的耳蜗。

在耳蜗里有长着毛的毛细胞，它们可以接收到从耳朵传进来的声音，把声音变成电信号，传递给神经。所以这里也可能会接收到别人身上的电。

再多讲一点！

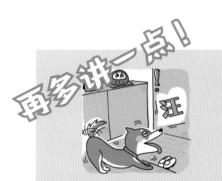

狗感知气息的能力比人要厉害得多。还没有看见人，狗就开始叫正是这个原因。

鲨鱼用来感知电信号的传感器非常发达，可以帮助它们提前感知到危险。

动物也能感知到气息吗？

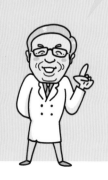

在主人回家的时候，尽管还没有看见人，狗依然会开始汪汪叫。猫也会在主人一开门就等在门口，原地打转迎接主人。不只是狗和猫，其他动物也比人类感知气息的能力要强。

飞机耳鸣君

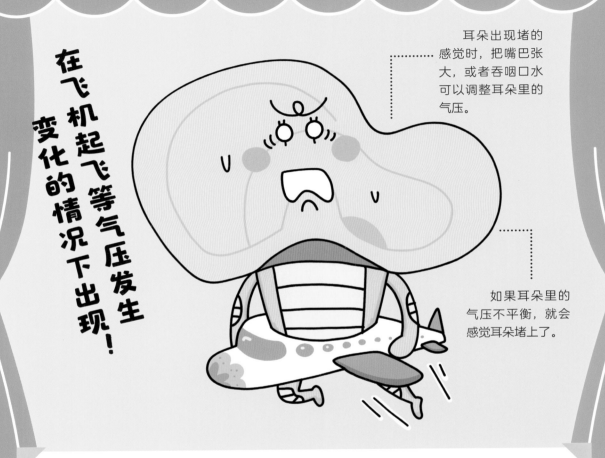

在飞机起飞等气压发生变化的情况下出现！

耳朵出现堵的感觉时，把嘴巴张大，或者吞咽口水可以调整耳朵里的气压。

如果耳朵里的气压不平衡，就会感觉耳朵堵上了。

出现部位	种类	感觉系	重要度
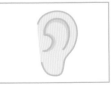	出现时机	气压发生变化时	★★★☆☆
	引发原因	耳内外气压不平衡	脏脏度 ★☆☆☆☆

为什么会 出现 ?

　　在飞机或者运行的电梯里，人有时候会觉得耳朵像被堵上了似的，这是气压的变化造成的。气压指的是单位面积内空气的重量。海拔越高的地方，气压越低。

　　我们耳道的深处有一种叫作鼓膜的薄膜，在它后面有个叫作中耳的空间。中耳与鼻咽部有咽鼓管相连。在咽鼓管里存在着少许空气，维持着鼓膜外和中耳的气压平衡。

　　但是，如果突然发生气压变化，咽鼓管会关上，耳朵里的气压会失去平衡。于是，鼓膜就被气压高的一边压向另一边，

造成内陷，引起耳鸣，从而导致我们觉得耳朵像被堵上了似的。

● 耳朵的结构

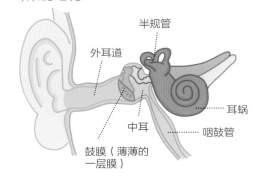

半规管
外耳道
耳蜗
中耳
咽鼓管
鼓膜（薄薄的一层膜）

怎样才能 治好 ?

　　我们的身体会自然调节鼓膜外和中耳内的气压平衡，就算耳朵堵上了，过一会儿也会好。

　　但是在飞机起降等突然发生气压变化的情况下，容易发生咽鼓管关上，无法调整气压的情况。

　　这种时候，你可以先试着把嘴巴张大，或者吞咽口水，这样能打开咽鼓管，使鼓膜内外的气压恢复平衡。

　　如果还不行的话，试试通一通耳朵。

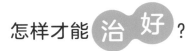

高的地方空气稀薄，气压也会变低呢。

捏住鼻子用嘴吸气，然后闭上嘴巴，把嘴里的气往耳朵推。重复几次以后，就会感觉耳朵通了。

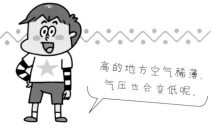

耳朵堵上的感觉还有可能发生在高铁穿过隧道或者在海拔高的地方开车时。

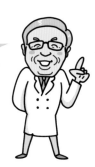

吃刨冰脑壳疼君

吃冰冷的食物时，向脑袋袭来的疼痛！

一口气吃很多冰冷的食物时，会觉得头疼，这叫作冰激凌头痛。

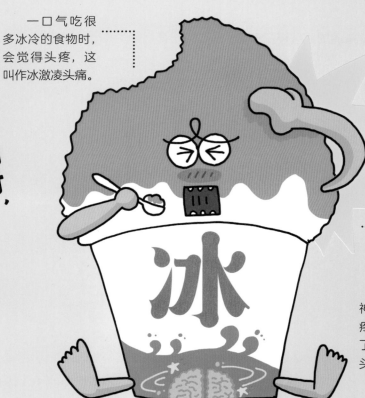

有种说法认为，神经把冰冷误认为疼痛，认为头受到了刺激，所以引发了头痛。

出现部位	种类	感觉系	重要度
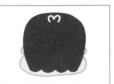	出现时机	进食冰冷食物时	★★☆☆☆
	引发原因	神经紊乱	脏脏度 ☆☆☆☆☆

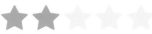

为什么会 出 现 ?

　　大家有过在炎夏一口气吃很多刨冰，然后脑袋感到疼痛的经历吗？这种疼痛叫冰激凌头痛。

　　引起冰激凌头痛的原因还不明确，但已经有许多相关的研究了，现在有两种说法最有影响力。

　　一种是信息传递的错误。吃刨冰时，冰冷的感觉会通过三叉神经转达给大脑。然而，快速进食冰冷食物时，刺激过强会导致神经紊乱，将冰冷误认为是疼痛，并且误认为受到刺激的地方不是嘴巴而是头，于是神经将这些错误的信息传达给大脑，就引发了头痛。

● 三叉神经的分布

三叉神经是将疼痛、冰冷等脸部的感觉传达给大脑的神经。

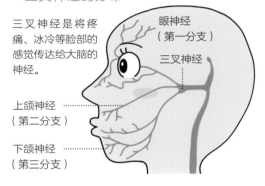

眼神经（第一分支）
三叉神经
上颌神经（第二分支）
下颌神经（第三分支）

另一种 说 法 呢?

好厉害，这原来叫冰激凌头痛啊！

　　吃刨冰的时候，喉咙和嘴巴的温度突然下降。于是身体为了给脑袋这部分升温，会向脑部的血管输送很多血液，导致脑部血管膨胀产生压力引发头痛。这则是第二种说法。

　　人们认为，冰激凌头痛是由两种说法中的某一种或者两者同时发生而引发的。

　　这种头痛还挺痛的。那么要如何预防它呢？答案只有一个，那就是冰冷的食物要慢慢吃。这样做的话，就能舒服地品尝到最后！

冰冷的食物和热的饮料一起吃，也是防止头痛的一种办法哟！

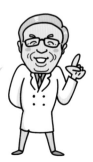

瑟瑟发抖的雪怪

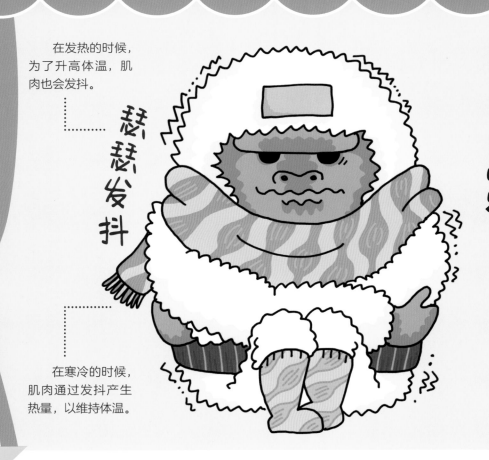

在发热的时候，为了升高体温，肌肉也会发抖。

瑟瑟发抖

在寒冷的时候，肌肉通过发抖产生热量，以维持体温。

寒冷的天气和发热时的发抖，是肌肉搞的鬼！

出现部位				
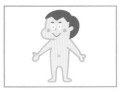	种类	**动作系**	重要度	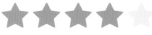
	出现时机	**寒冷的时候等**	脏脏度	
	参与者	**肌肉**		

为什么会 出现 ?

严冬的早晨，踏出家门，一阵寒风袭来，往往令人瑟瑟发抖。这个"发抖"不受我们自己控制，不由自主地就出现了。

我们运动的时候身体会变热，是因为活动肌肉，产生了很多热量。发抖也是这个原理。人类是一种无论外界温度如何变化，自身体温都会维持在37摄氏度左右的动物（恒温动物）。冷的时候，肌肉通过发抖产生热量，以维持我们的体温。

发热 的时候为什么会发抖?

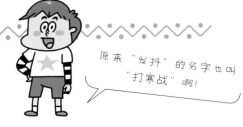

原来"发抖"的名字也叫"打寒战"啊！

寒冷的时候，身体会发抖，发热的时候我们也会发抖。

仔细一想，还真不可思议呢：不管是冷还是热，身体都会发抖！

感冒的时候，为了使病原体的活性降低，提高对抗病原体的免疫力，有时我们的身体会发热（详见第77页）。

发热时的发抖是提高体温的一种办法。肌肉也在努力增加身体的热量。

再多讲一点！

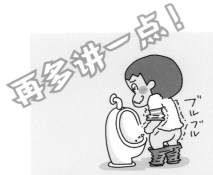

大家有在小便的时候，身体发抖的经历吗？为什么会发抖呢？真是不可思议！

小便的时候为什么会瑟瑟发抖呢?

在我们刚开始小便的时候，身体有时会发抖。有人认为这是因为我们的体温在这时急剧下降，但也有人认为这是错误的。

那么，正确答案究竟是什么呢？其实，这个发抖的原因目前仍是一个谜。

发热的机器人

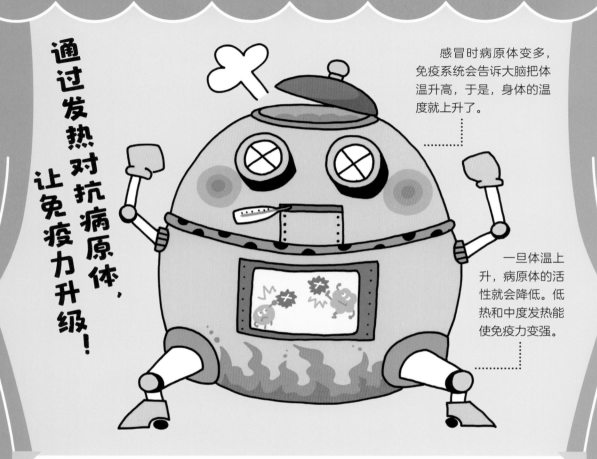

通过发热对抗病原体，让免疫力升级！

感冒时病原体变多，免疫系统会告诉大脑把体温升高，于是，身体的温度就上升了。

一旦体温上升，病原体的活性就会降低。低热和中度发热能使免疫力变强。

出现部位	种类	热量系	重要度
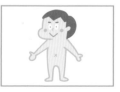	出现时机	患感冒等疾病时	★★★★★
	参与者	免疫系统	脏脏度 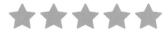

为什么会 出 现 ？

感冒时，我们会流鼻涕、咳嗽，感觉身体各种不舒服，尤其难受的就是发热了。

我们的身体里存在自身防御系统即免疫系统。当引起感冒的病毒进入我们的身体后，免疫系统会与病毒对抗。

然而，有时候病毒的力量更强。于是，病毒就会在我们身体里变多。

这个病毒的弱点是，当体温升高时，它的活性就会降低。所以，体温上升能使人的免疫力增强。于是，当病毒增多时，免疫系统会告诉大脑把体温升高。于是，

我们身体的温度就上升了。

● 体温升高的原理

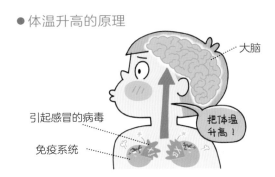

免疫系统告诉大脑把体温升高，于是体温就上升了。

发热是 好 事 情 ？

发热不完全是一件坏事情。我们的身体为了削弱病原体，加强免疫力而发热，所以这并不是坏事，而是为了让身体恢复健康的好事。

体温升高，免疫力增强。之后，当大脑向身体发出降温的指令，我们就通过出汗使体温下降。发热时会出汗就是这个原因。

但是，如果高烧不退，那可能会危及性命，需要去看医生、吃退烧药等。

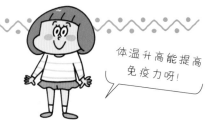

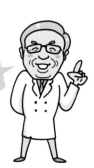

睡抖公主

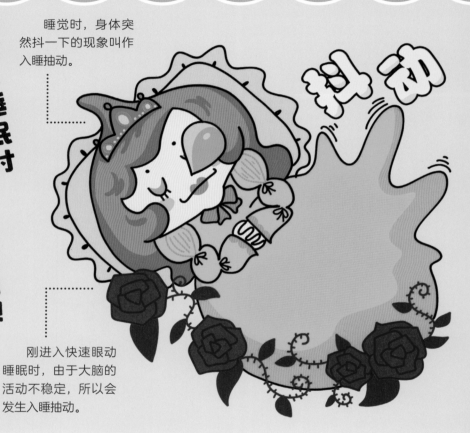

刚进入睡眠时手脚忽然地抽动！

睡觉时，身体突然抖一下的现象叫作入睡抽动。

抖动

刚进入快速眼动睡眠时，由于大脑的活动不稳定，所以会发生入睡抽动。

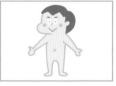

出现部位		
种类	动作系	
出现时机	睡觉时	
主要参与者	大脑	

重要度

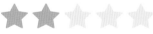

脏脏度

78

为什么会 出现？

我们睡觉的时候，身体会突然抖一下。你有没有趴在桌子上的时候，由于这个现象而被朋友嘲笑过呢？这个现象是有名字的，它叫作入睡抽动。

我们睡觉时，会在睡眠浅的快速眼动睡眠和睡眠深的非快速眼动睡眠之间来回切换。快速眼动睡眠时，我们的大脑几乎和清醒的时候一样活跃；非快速眼动睡眠时，大脑则进入睡眠状态。

刚进入快速眼动睡眠时，由于大脑活动不稳定，有时会将错误的指令传达给身体，结果导致手脚突然抽动。

● 睡眠的周期

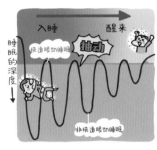

快速眼动睡眠
睡得浅，
大脑处于活跃状态。

非快速眼动睡眠
睡得深，
大脑处于休眠状态。

一个睡眠阶段的周期大约90分钟。

睡觉时 有其他行为吗？

原来刚进入快速眼动睡眠时，身体会抖一下啊！

我们睡觉的时候，不仅会抖动，还会出现说梦话、打鼾等不可思议的行为。鬼压床也是其中之一。鬼压床是指，晚上清醒过来睁开双眼，想要活动身体，但却完全动不了的现象。

有人认为鬼压床是幽灵缠身。其实并非如此，这是快速眼动睡眠搞的鬼。

在快速眼动睡眠期，大脑处于活跃状态，但身体处于睡眠状态。有时候，在快速眼动睡眠阶段，人会突然清醒过来。此时由于身体还处于睡眠状态，所以就产生了虽然人有意识，但身体却活动不了的情况。

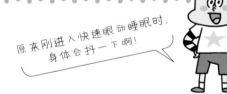

鬼压床在医学上称为睡眠瘫痪症，多发于青春期。

爱抖腿的木头先生

和朋友吵架等导致的焦躁堆积起来时，人们就容易抖腿。

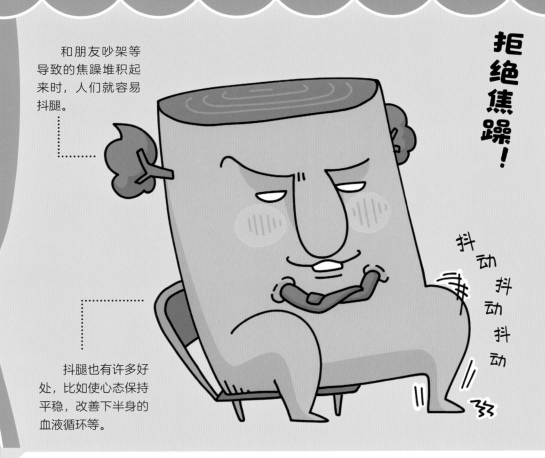

拒绝焦躁！

抖动抖动抖动

抖腿也有许多好处，比如使心态保持平稳，改善下半身的血液循环等。

出现部位			
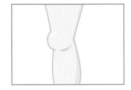	种类	**动作系**	重要度 ★★★★☆
	出现时机	**焦躁的时候，但也可以是任何时候**	
	参与者	**肌肉**	脏脏度 ★★★★☆

为什么会 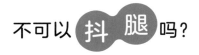 ？

抖抖抖抖，抖抖抖抖。有的人坐在椅子上会一直抖腿。对周围的人来说，上下抖动的动作和声音，既吵人又令人烦心。大家可能也有过抖腿的时候被训斥"多没礼貌啊"的经历。

当我们生活中的焦躁堆积起来时，就会容易抖腿。比如考试成绩不好，和朋友吵架的时候。

不可以 抖 腿 吗？

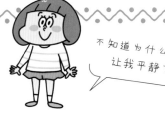

不知道为什么，抖腿容易让我平静下来呢！

抖腿虽然是一种没礼貌的行为，但也有好处。据说，按照一定节奏晃动身体，可以促进大脑里一种与心态平稳有关的物质——血清素的分泌。

并且，对于在公司上班的大人而言，

抖腿也有维持健康的作用。由于长时间坐着，导致下半身的血液循环变差。通过抖腿，可以活动腿脚的肌肉。抖腿不是一件坏事。

再多讲一点！

在不给别人添麻烦的情况下，是可以抖腿的。

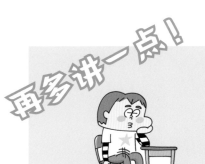

抖腿属于重复同一种动作，被称为习惯动作。

有相似的行为吗？

像抖腿这样，按照一定节奏，重复某种动作的行为叫作习惯动作。上课的时候转笔、咬指甲、把头发绕在手指上等行为也是习惯动作。人们通过这些无意识的行为，来试图排解压力。

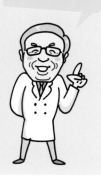

气场大明星

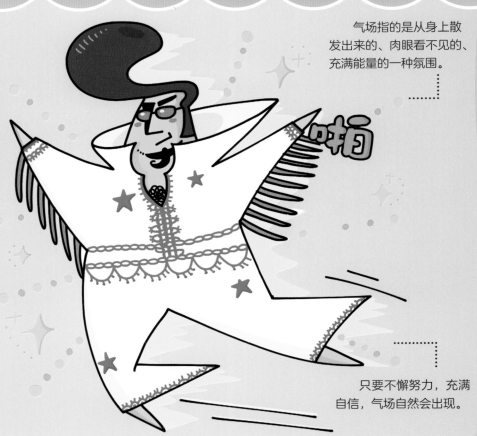

看起来闪闪发光，那是因为有气场在！

气场指的是从身上散发出来的、肉眼看不见的、充满能量的一种氛围。

只要不懈努力，充满自信，气场自然会出现。

出现部位	种类	感觉系	重要度
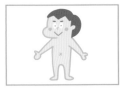	出现时机	充满自信时	★★★☆☆
	主要成分	不明	脏脏度 ☆☆☆☆☆

什么是 气 场 ?

你有在大街上看见过自己最喜欢的明星吗？你对他有什么印象呢？一定会有人回答："特别有存在感！"我们管这种存在感叫作有气场。

气场是指从特定的人身上散发出来的、肉眼看不见的、充满能量的一种氛围，会让人产生一种他周围闪闪发光的印象。

有气场的人不仅有明星或者运动员等名人。在大家身边，有没有让人感觉特别有魅力，情不自禁就会向他看过去，光是站在那里就万众瞩目的人？那个人也是有气场的。

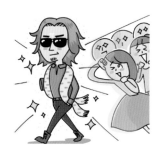

看这本书的小朋友里，说不定有人在将来会成为有气场的人气偶像呢！

怎样才能有 气 场 ?

看到明星时，为什么会感觉到气场呢？最大的原因是明星的自信。明星也不是一开始就闪闪发光的，但是，他通过不懈的努力让自己很自信。于是，我们就神奇地从他身上感觉到了气场。

大家也能成为有气场的人。重要的是要勤勉努力，热爱生活，这样才会增加自信。到时候，就也能成为有气场且充满魅力的人。

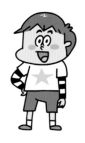

我长大以后也要有气场！

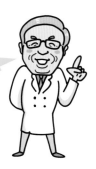

在这里想要告诉大家的是，希望大家能挑战各种事物，在生活中奋力拼搏！

选出你喜欢的角色！

从身体里跑出来的小怪物，你最喜欢哪个角色？
满分 100 分，快和爸爸妈妈、好朋友一起打分吧！

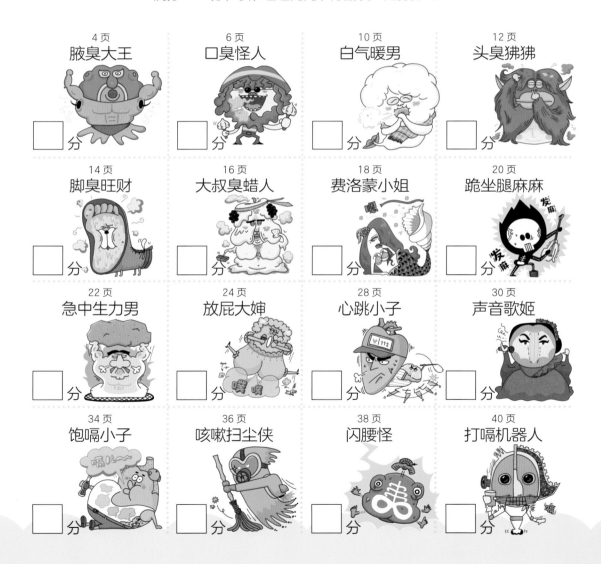

4 页
腋臭大王

6 页
口臭怪人

10 页
白气暖男

12 页
头臭狒狒

14 页
脚臭旺财

16 页
大叔臭蜡人

18 页
费洛蒙小姐

20 页
跪坐腿麻麻

22 页
急中生力男

24 页
放屁大婶

28 页
心跳小子

30 页
声音歌姬

34 页
饱嗝小子

36 页
咳嗽扫尘侠

38 页
闪腰怪

40 页
打嗝机器人

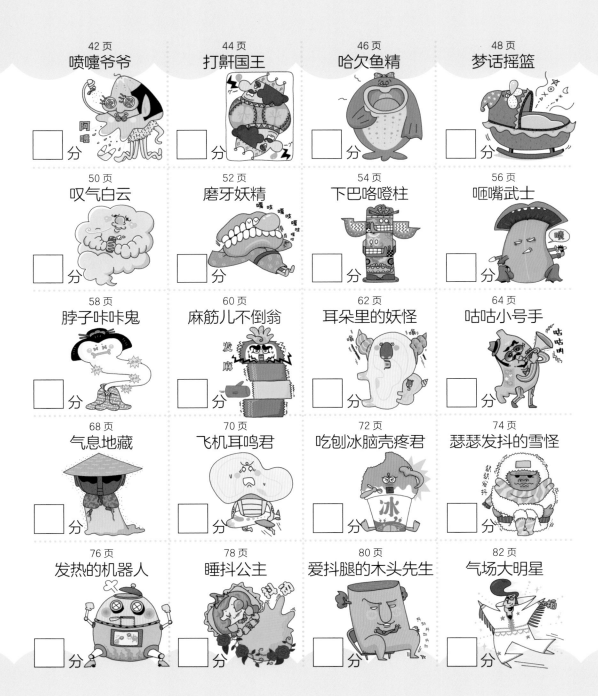

编者寄语

　　这本《身体里跑出来的小怪物：无形物质》大家看得开心吗？

　　把身体产生的东西描绘成各种独特的小怪物形象，是为了让大家对老人味、放屁和咳嗽等产生亲切感。

　　在便利店和超市里，充满着消除体臭的喷雾，以及其他消除身体里产生的没有形状的东西的商品。尤其在最近，消除老人味的喷雾十分有人气。大叔们为了不让周围的人嫌弃，就购买了这些喷在腋下的喷雾。

　　但是，就像本书中介绍的那样，到了中老年，大家都会有老人味。在以前，很多人会觉得，这是一种让人安心的气味。女性到了中老年，也会产生老人味。

　　我认为老人味是一种证明人类成长的重要气味。放屁也好，打嗝也好，咳嗽也好，打喷嚏也好，肚子咕咕叫也好，都是因为我们是人类才会产生的。如果它们消失了，我们的健康就会受到影响。

　　当然，好好刷牙，防止口臭也是很重要的。但是，不要把从身体里产生的东西都当成"坏家伙"。身体里产生的物质，本来就是我们身体的一部分。换句话说，它们就像我们的"分身"一样。

　　希望以这本书为契机，能让你对身体产生的物质有好感，那样的话我会非常高兴。

东京医科齿科大学名誉教授　藤田纮一郎

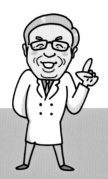